Handbuch Welternährung

Dr. Lioba Weingärtner ist Ökotrophologin und als Beraterin, Gutachterin und Trainerin für verschiedene nationale und internationale Organisationen in der Entwicklungszusammenarbeit und humanitären Hilfe tätig.

Dr. Claudia Trentmann ist Ökotrophologin und Sozialwissenschaftlerin. Sie arbeitet seit 1990 als Beraterin und Gutachterin für verschiedene Organisationen in der Entwicklungszusammenarbeit und begleitet vor allem Projekte im ländlichen Raum in Lateinamerika und Afrika.

Lioba Weingärtner
Claudia Trentmann
Deutsche Welthungerhilfe e.V. (Hrsg.)

Handbuch Welternährung

Mit einem Vorwort von Prof. Dr. Klaus Töpfer

Campus Verlag
Frankfurt/New York

Wir danken der Stiftung fiat panis, Ulm,
für die konstruktiven Diskussionen und die
finanzielle Unterstützung.

Aus Gründen der besseren Lesbarkeit wird bei der Nennung von Personen und Personengruppen die männliche Sprachform verwendet. Diese schließt Frauen ausdrücklich mit ein.

Redaktionsschluss für alle verwendeten Daten, Fakten und Anmerkungen ist September 2010.

ISBN 978-3-593-39354-4

Umschlaggestaltung: Anne Strasser, Hamburg
Umschlagmotiv: © getty images
Satz: Publikations Atelier, Dreieich
Lektorat: Petra Thorbrietz
Druck und Bindung: Beltz Druckpartner, Hemsbach
Gedruckt auf Papier aus zertifizierten Rohstoffen (FSC/PEFC).
Printed in Germany

Inhalt

Vorwort

Fast eine Milliarde Menschen hungern, mit anderen Worten: Eintausend Millionen Menschen. Noch konkreter ist dieses Bild: zwölf Mal die Bevölkerung Deutschlands. Täglich sterben etwa 25 000 Menschen an Krankheiten, die von Unterernährung und Hunger ausgelöst werden. Hunger betrifft vor allem Kinder und Kleinkinder mit massiven negativen Konsequenzen für ihr ganzes Leben. Körperliche und geistige Fehlentwicklungen häufen sich bei ihnen als Folge von Unter-, Fehl- und Mangelernährung.

Acht Jahre habe ich in Afrika, in Nairobi in Kenia, gelebt. Nahezu täglich ist man dort mit Armut, Hunger und Hoffnungslosigkeit konfrontiert. Wir sprechen von einer globalisierten Welt – doch diese Welt ist mehr denn je eine geteilte Welt. Dieses Handbuch befasst sich mit den Problemen der Welternährung. Dabei hat das Wort »Ernährungsprobleme« exakt die gegensätzliche Bedeutung, je nachdem, in welcher der zwei Teilwelten es verwendet wird. Für bis zu 75 Prozent der gesamten Menschheit, die in den Entwicklungsländern leben, bedeutet »Ernährungsproblem«: Was ist zu tun, damit alle satt werden, damit Hunger und Fehlernährung besiegt werden können – dauerhaft und verlässlich? Wie kann vermieden werden, auf Hilfsmaßnahmen aus anderen Teilen der Welt angewiesen zu sein – die immer wieder Leben retten?

Dagegen bedeutet »Ernährungsproblem« in den hochentwickelten Ländern: Was ist zu tun, damit Übergewicht, insbesondere bei den Kindern, gestoppt werden kann? Was ist zu tun, damit viele durch Übergewicht verursachte Krankheiten nicht weiter zu Volksseuchen werden und die Krankheitskosten hochtreiben? Und zusätzlich: Wie lange leistet sich diese Gesellschaft den Skandal, dass tagtäglich mehr Nahrungsmittel weggeworfen werden oder verkommen, als erforderlich wäre, um alle Menschen weltweit hinreichend zu ernähren? Bis zu 50 Prozent aller Nahrungsmittel werden in den hochentwickelten Ländern weggeworfen, das sind fast 20 Millionen Tonnen.

Was ist zu tun? Wir alle sind gefragt – als Verbraucherinnen und Verbraucher! Lebenslanges Lernen ist notwendig. Denn auch bei uns gilt: Fehlernährung ist in besonderer Weise ein soziales Problem. Das Bewusstsein für gesunde Ernährung muss in allen sozialen Schichten gelernt werden. Schluss mit der Wegwerfgesellschaft! Hilfen für die Landwirtschaft in Entwicklungsländern sind nötig. Dafür ist es auch notwendig, verstärkt in die Agrarforschung zu investieren. Aus den Fehlern der »Grünen Revolution« der sechziger Jahre, vor allem in Asien, muss gelernt werden: Die Industrialisierung der Landwirtschaft wird die Probleme sicher nicht bewältigen können. Wasser und Böden bilden die entscheidenden Engpässe für die Erzeugung von Lebensmitteln. Hier gilt *more crop per drop*. Subventionen für Exportprodukte, die die landwirtschaftliche Entwicklung in den Entwicklungsländern erschweren, müssen schnell abgebaut werden. Die gesellschaftliche Ächtung aller Börsenspekulationen auf Nahrungsmittel und Anbauflächen ist unerlässlich.

Hilfe zur Selbsthilfe ist die Herausforderung. Dieses Handbuch soll dabei unterstützen. Es liefert konkrete Daten und Fakten zu den Ursachen und Folgen von Hunger und Unterernährung. Dabei liefert es Beispiele, die Mut machen. Es gehört zur guten Tradition der Welthungerhilfe, das Handbuch Welternährung herauszugeben. Wir danken der Stiftung fiat panis für die finanzielle Unterstützung des Handbuchs. Es erscheint rechtzeitig vor dem fünfzigjährigen Jubiläum der Welthungerhilfe im Jahre 2012. Dass aus dem Buch Taten erwachsen mögen, ist mein aufrichtiger Wunsch an uns alle!

Ihr

Prof. Dr. Klaus Töpfer, Vizepräsident der Welthungerhilfe

Einleitung

Gibt es Hoffnung, den Hunger in der Welt wirksam zu bekämpfen?

Diese Frage beschäftigt seit Jahrzehnten Wissenschaft, Politik, Wirtschaft und Zivilgesellschaft. Auch immer mehr einzelne Bürger in Wohlstandsgesellschaften stellen das eigene Konsumverhalten infrage. Über Jahrzehnte hinweg suchte man die Lösung in der Entwicklung immer neuer Sorten, einer hoch technisierten Landwirtschaft und in der Produktion von mehr Nahrungskalorien. Doch Technologie allein reicht nicht aus. Die Probleme liegen tiefer.

Es ist die ungleiche Verteilung von Landbesitz, Produktionsmitteln und sozialen Dienstleistungen wie Zugang zu Bildung und Gesundheit, die zu einer unsicheren Ernährungslage führt – und damit zu dem ständigen Kampf um ein elementares Menschenrecht, das Recht auf Nahrung.

Wir haben uns daran gewöhnt, dass bei uns in Deutschland die Regale in den Supermärkten überquellen und die Preise für Lebensmittel seit Jahrzehnten sinken, während in den Medien über Versorgungskrisen und Hunger in der Welt berichtet wird. Die wenigsten Menschen bei uns bringen die Bilder von Dürren im Sahel, Überschwemmungen in Asien und Hungeraufständen in Haiti mit unserem Alltag in Verbindung. Während die Schicksale der Menschen nach der Jahrhundertflut in Pakistan zumindest kurzfristig in die Öffentlichkeit dringen, bleiben die von vielen Millionen unbeachtet, Menschen, die in Afrika, Asien und Lateinamerika an chronischem Hunger leiden. Und dies ist nicht neu.

Erst wenn sich Nahrungskrisen (wie die im Jahr 2008) zuspitzen und die Nachrichten von Hungerrevolten berichten, Barrikaden in den Slums der Entwicklungsländer brennen und Läden und Wohnungen geplündert werden, geraten die verdrängten Probleme der Welternährung wieder in das öffentliche und politische Bewusstsein. Dann schrecken Politiker, Wissenschaftler und Wirtschaftsunternehmen wieder auf und beeilen sich, die Schäden zu begrenzen. Doch schnell umgesetzte Verteilungsprogramme behandeln nur die Symptome, nicht aber die tiefer liegenden Ursachen.

Der Kampf gegen Hunger und Unterernährung ist nicht nur eine ethische und humanitäre Verpflichtung, sondern auch eine ökonomische, soziale und sicherheitspolitische Aufgabe der internationalen Gemeinschaft. Es muss global und national gehandelt werden. Doch die Politik diskutiert immer noch über Strategien, anstatt konsequent und breitenwirksam zur Tat zu schreiten.

Dabei sind die Ziele klar. In den im Jahr 2000 von der Weltgemeinschaft formulierten Millenniumsentwicklungszielen steht deutlich, dass Armut, Hunger und Unterernährung von Kleinkindern bis zum Jahr 2015 halbiert werden sollen. Zehn Jahre nach dem Aufstellen dieser Forderung zeichnen sich keine wirklichen Fortschritte ab.

Wie Ernährungspolitik innovativ und in neuen Partnerschaften agieren kann, Verpflichtungen effizienter umgesetzt und Kooperationen in und mit den Ländern des Südens nachhaltiger gestaltet werden können, dafür finden Sie in diesem Buch viele Beispiele. Es sind wichtige Ansätze für die Zukunft. Ein Rezept zur Sicherung der Welternährung gibt es nicht. Ernährungssicherung ist Teil eines komplexen gesellschaftlichen Systems, in dem viele politische, wirtschaftliche, ökologische und soziale Elemente zusammenspielen müssen. So zeigen die Autorinnen auch, wie nationale und globale Akteure in Nord und Süd mit einer gemeinsamen Zielsetzung handeln können. Sie bieten Handlungsperspektiven nicht nur für Politiker, Wissenschaftler, Privatwirtschaft und Entwicklungsorganisationen, sondern auch für jeden Einzelnen von uns.

Teil I
Zur Lage der Welternährung

Kapitel 1

Die vielen Gesichter der Fehlernährung

Rekord des Hungers: Jeder sechste Mensch in Entwicklungsländern hat nicht genug zu essen

Weltweit werden viel mehr Nahrungsmittel produziert als verzehrt. Dennoch hungern immer mehr Menschen. Wie ist das möglich? Die Bilanz der Ernährung ist auch eine Bilanz des politischen Scheiterns.

Bis Mitte der neunziger Jahre hatte es Anlass zur Hoffnung gegeben: Die Zahl der Hungernden war über Jahrzehnte gesunken – trotz eines relativ hohen Bevölkerungswachstums. 1996 hatten sich deshalb auf dem Welternährungsgipfel in Rom die Staatschefs von 185 Nationen auf das ehrgeizige Ziel geeinigt, diese Zahl bis 2015 auf die Hälfte zu reduzieren: auf weniger als 420 Millionen Menschen. Heute lässt sich bereits ablesen, dass dieses Versprechen nicht erfüllt werden kann. Seit 2007 ist die Zahl der Menschen, die nicht genug zu essen haben, nicht gesunken, sondern zwischenzeitlich um weitere 200 Millionen angestiegen: auf 1,02 Milliarden. Ein bisher ungekannter Rekord: Er betraf knapp 20 Prozent der Bevölkerung in Entwicklungsländern. Auch wenn sich die globale Situation im Jahr 2010 wieder leicht verbessert hat, bleiben die Zahl und der Anteil der weltweit Hungernden mit 925 Millionen (etwa 16 Prozent) auf einem inakzeptabel hohen Niveau (siehe Abbildung 1).

Die Ursachen für die unzureichenden Fortschritte ab 2005 und die jüngste dramatische Entwicklung der globalen Unterernährung liegen vor allem in steigenden Nahrungsmittelpreisen. Diese Tendenz wurde durch die Energie- und Finanzkrisen weiter verschärft.

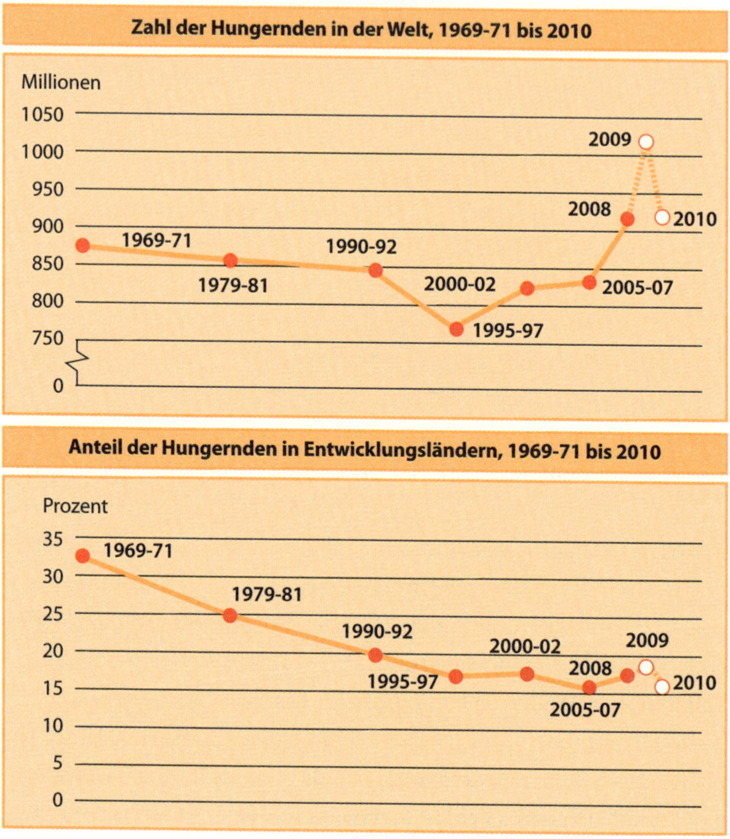

Abbildung 1 Entwicklung des Hungers zwischen 1969 und 2010[1]

Ihren bisherigen Höhepunkt hatte die sogenannte »*3-F-Crisis*« (*food, fuel, finance* – Nahrung, Energie, Finanzen) im Jahr 2009.

Die Verteilung des Mangels: Asien und Afrika im Zentrum

Unterernährung als Ergebnis mangelnder Nahrungsaufnahme (zu den Definitionen siehe Box 1) verteilt sich sehr unterschiedlich auf die einzelnen Regionen der Welt. Die meisten Betroffenen leben in Asien: 578 Millionen. In Afrika südlich der Sahara sind es 239 Milli-

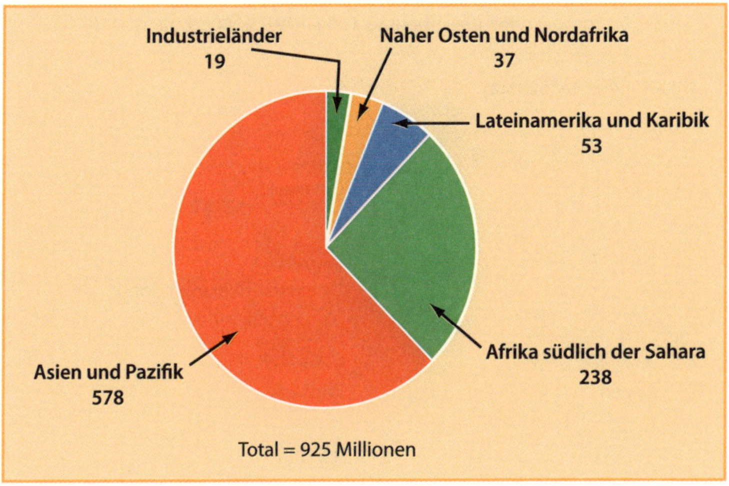

Abbildung 2 Regionale Verteilung der Zahl der Hungernden im Jahr 2010 (in Millionen)[2]

onen, im Nahen Osten und Nordafrika 37 Millionen. In Lateinamerika und der Karibik hatte sich die Ernährungssituation im Vergleich zu anderen Regionen der Welt bis 2006 zunächst deutlich verbessert. Die Wirtschaftskrise dämpfte jedoch diesen positiven Trend und führte zu einem erneuten leichten Ansteigen der Unterernährung: auf 53 Millionen Menschen. 19 Millionen Hungernde leben außerdem in Industrieländern (siehe Abbildung 2).

In Relation zur Gesamtbevölkerung ist der Anteil der Hungernden allerdings in Afrika am größten: mit 26 Prozent. Asien folgt an zweiter Stelle: in Südasien mit 21, in Südostasien mit 14, in Ozeanien mit 12 und in Ostasien mit 10 Prozent. Lediglich in Vorderasien und Nordafrika sowie in Lateinamerika sind jeweils weniger Menschen betroffen. Eine leichte Besserung der Lage zeichnet sich zwar in einigen Regionen (vor allem Asiens) ab, doch die meisten sind noch weit von der Erreichung des ersten »Millenniumsentwicklungsziels (*Millenium Development Goal,* MDG)« entfernt.

Zur Jahrtausendwende hatte die Weltgemeinschaft in New York acht solcher Millenniumsziele formuliert; neben Fortschritten in den

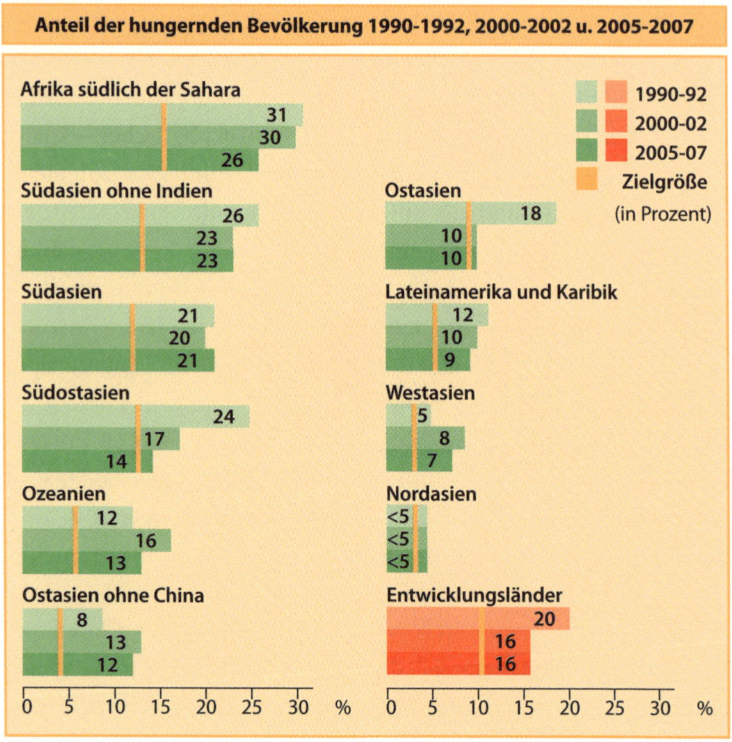

Abbildung 3 Bisheriges Scheitern beim MDG 1[3]

Bereichen Bildung, Gleichberechtigung, Gesundheit, Umwelt und Entwicklungspartnerschaften wurde im »MDG 1« erneut betont, dass der Anteil der Armen und Hungernden auf dieser Erde bis zum Jahr 2015 halbiert werden müsse (gegenüber dem Niveau von 1990, vergleiche hierzu auch Kapitel 4). Dieses Ziel ist bereits jetzt massiv gefährdet. Wie weit der Weg bis dahin noch ist, verdeutlicht Abbildung 3.

Besonders betroffen: Länder in verlängerten Krisen

Nach neuesten Zahlen der Ernährungs- und Landwirtschaftsorganisation der Vereinten Nationen (FAO) leben derzeit die Bewohner von 22 Ländern der Erde, viele davon in Afrika, in einer verlängerten Krise (*protracted crisis*). Verlängerte Krisen sind charakterisiert durch wiederkehrende natürliche Katastrophen und/oder Konflikte, lang andauernde Nahrungskrisen, den Verlust physischer, sozialer, finanzieller, natürlicher und menschlicher Grundlagen zur Sicherung des Lebensunterhalts sowie unzureichende Kapazitäten, auf diese Krisensituationen angemessen reagieren zu können. Länder mit verlängerten Krisen zeigen üblicherweise eine hohe Verbreitung von Hunger – nahezu dreimal so hoch wie in anderen Entwicklungsländern. Allerdings gibt es auch innerhalb dieser Ländergruppe große Unterschiede. In der Elfenbeinküste hungern 14 Prozent der Bevölkerung, in der Demokratischen Republik Kongo 69 Prozent. Und auch innerhalb der Länder sind nicht immer alle Gebiete gleichermaßen betroffen. In Uganda zum Beispiel konzentriert sich die verlängerte Krise mit entsprechenden Ernährungs- und Entwicklungsproblemen auf den Norden und Nordosten des Landes.[4]

Zu wenig oder zu viel: Maßstäbe des Mangels

Was wird unter »Hunger« verstanden und wie wird er registriert? Welche Arten von Fehlernährung sind zu unterscheiden, um die weltweiten Ernährungsprobleme zu verstehen?

Jeder Mensch braucht im Durchschnitt täglich mindestens 2 100 Kilokalorien (kcal)[5], um seinen Energiebedarf zu decken. Alles, was darunter liegt, führt auf Dauer zu Unterernährung. Ob in einem Land ein chronisches Kaloriendefizit vorliegt, wird von der FAO festgestellt, indem sie jährlich Daten über die Bevölkerung (wie Zahl, Alters- und Geschlechtsverteilung) der zur Verfügung stehenden Nahrungsmittelmenge (aus Produktion, Handel und Lagerhaltung) gegenüberstellt. Die Ergebnisse veröffentlicht sie in einem jährlichen Bericht (*The State of Food Insecurity in the World*).

Selbst in Industrieländern sind Menschen von Unterernährung betroffen. Für Deutschland weist die Nationale Verzehrstudie (2008)

Box 1

Definitionen[6]

Hunger (*hunger*) beschreibt das subjektive Empfinden, das Menschen nach einer gewissen Zeit des Nahrungsentzugs feststellen. Er wird meist mit den Begriffen **Nahrungsmangel** oder **chronisches Kaloriendefizit** (*undernourishment*) gleichgesetzt. Es steht nicht genug Nahrungsenergie zur Verfügung, um den Mindestenergiebedarf des menschlichen Körpers zu decken.

Fehlernährung (*malnutrition*) bezeichnet entweder eine im Vergleich zum Bedarf zu hohe oder zu niedrige Aufnahme von Nahrungsenergie (Kalorien), die dann zu Über- oder Unterernährung führt.

Unterernährung (*undernutrition*) ist das Ergebnis von unzureichender Nahrungsaufnahme oder mangelhaften Gesundheits- und Hygienebedingungen, die den Körper daran hindern, die aufgenommene Nahrung angemessen zu verwerten.

Überernährung (*overnourishment*) tritt dann auf, wenn die Aufnahme von Nahrungsenergie kontinuierlich den Bedarf überschreitet.

Reicht die bereitgestellte Nahrung nicht aus, um den Bedarf an bestimmten Vitaminen (zum Beispiel Vitamin A) und Mineralstoffen (etwa Jod oder Eisen) zu decken, weil das Angebot zu einseitig ist oder ein erhöhter Bedarf vorliegt, spricht man von **Mikronährstoffdefiziten** oder auch »**verstecktem Hunger**«.

aus, dass knapp 2 Prozent der Bevölkerung im Alter zwischen 18 und 80 Jahren nicht ausreichend Nahrung erhalten. Die Ursachen sind sehr unterschiedlich. Kinder sind häufiger betroffen, wenn sie vernachlässigt werden oder in Armut leben müssen. Bei Jugendlichen stehen dagegen oft psychische Störungen wie Magersucht (*Anorexia nervosa*) oder Bulimie im Vordergrund – mit einem erschreckend hohen Anteil: In der Altersgruppe der 19- bis 20-Jährigen leiden bis zu 7 Prozent darunter. Im Erwachsenenalter führen organische Krankheiten oder auch eine Alters-Anorexia zu Unterenährung.

Um Unterernährung bekämpfen zu können, ist es wichtig zu wissen, welche Faktoren sie beeinflussen. Leidtragende sind häufig

Gruppen, die anfällig sind für Nahrungs- und Ernährungsunsicherheit[7]

Box 2

Randgruppen in Vorstädten	Arme Haushalte in ungünstigen Lebenslagen
• Arbeitslose • Neu zugezogene Familien • Slumbewohner • Gelegenheitsarbeiter • Obdachlose und Bettler • Waisen und Straßenkinder	• Subsistenzbauern • Von Frauen geführte Haushalte/ Alleinerziehende • Landlose Bauern, Fischer • Nomaden, Hirten • Tagelöhner
Migranten und ihre Familien	**Abhängige Familienmitglieder in armen Haushalten**
• Saisonarbeiter mit großen Familien • Zurückgelassene Familienmitglieder (meist Frauen) aufgrund von Migration	• Ältere Menschen • Kranke und Behinderte • Schwangere und Stillende • Kinder unter 5 Jahren, Alleinstehende
Konfliktopfer	**Soziale Risikogruppen**
• Flüchtlinge • Vertriebene im eigenen Land • Rückkehrende Flüchtlinge oder Binnenvertriebene ohne Landbesitz • Kriegsinvaliden • Kriegswitwen und -waisen	• Indigene Völker (einheimische Ethnien) • Ethnische Minderheiten • Analphabeten

Frauen und Kinder, die durch Schwangerschaft, Stillphase oder Wachstumsschübe einen besonderen Bedarf an Nahrungsenergie und Nährstoffen wie Proteinen, Vitaminen und Mineralstoffen haben. Aber auch soziale Faktoren begünstigen den Hunger, wie Box 2 zeigt.

Armut als Risikofaktor für Hunger wird durch die Rezession der Weltwirtschaft und den Anstieg der Nahrungsmittelpreise vergrößert. Zwar leiden darunter eher Landlose und städtische Bevölkerungsgruppen, weil sie Nahrung kaufen müssen. Doch auch unter den Bauern in Entwicklungsländern gibt es viele, die nicht genug produzieren, um ihre Familien zu ernähren, und ebenfalls Lebensmittel kaufen müssen. Außerdem versuchen immer wieder Migranten aus der Stadt ihr Überleben auf dem Land zu sichern, wie in der jüngsten Wirtschaftskrise unter anderem in China oder nach dem Erdbeben auf Haiti. Doch die natürlichen Ressourcen, Land und Beschäftigung können den Bedarf so vieler Menschen oft nicht decken.

Ob eine Familie in die Armut und damit in den Hunger abrutscht, hängt letztlich davon ab, ob sie einen Spielraum für »Risikomanagement« und Anpassungsstrategien hat, was für die in Box 2 genannten Gruppen in der Regel nicht mehr zutrifft.

Was oft nicht sichtbar ist: versteckter Hunger

Viele Menschen in Entwicklungsländern ernähren sich überwiegend von Reis, Mais, Hirse oder einem anderen Grundnahrungsmittel. So erhalten sie zwar unter Umständen ausreichend Nahrungsenergie, aber nicht das notwendige Spektrum an Vitaminen, Mineralstoffen und Spurenelementen, die der Mensch benötigt. Das führt langfristig zu gesundheitlichen Schäden. Diese Form von Mangelernährung wird auch »versteckter Hunger« *(hidden hunger)* genannt.

Vitamin- und Mineralstoffmangel schränkt die körperliche und geistige Leistungsfähigkeit ein. Laut Weltgesundheitsorganisation (WHO) betrifft dies über zwei Milliarden Menschen, das ist knapp ein Drittel der Weltbevölkerung. In den Entwicklungsländern ist sogar jedes zweite Kind durch diesen »versteckten Hunger« geschwächt.

Schwere Schäden durch Eisen-, Jod- und Vitamin-A-Mangel drohen:

- *Eisen* benötigt der Körper zur Bildung von roten Blutkörperchen. Dieser Mineralstoff ist vor allem in tierischen Lebensmitteln enthalten, kommt aber auch in pflanzlichen vor. Eine eisenarme Ernährungsweise führt langfristig zu Blutarmut (Anämie). Weltweit leiden ungefähr 25 Prozent der Bevölkerung (ungefähr 1,5 Milliarden Menschen) unter Eisenmangelanämie, die meisten von ihnen sind Kinder im Vorschulalter und Frauen. Etwa die Hälfte der Schwangeren in Entwicklungsländern ist davon betroffen. Der höchste Anteil anämischer Vorschulkinder lebt mit 68 Prozent in Afrika.

- *Jod* ist ein wichtiger Bestandteil für den Aufbau lebenswichtiger Schilddrüsenhormone. Dieser Mikronährstoff kommt vor allem in Seefisch und Meeresfrüchten vor. Menschen, die kaum Zugang zu diesen Nahrungsressourcen haben, zum Beispiel in Bergregionen, leiden häufig unter Jodmangel und können den sogenannten Jodmangelkropf entwickeln. Obwohl viele Menschen von jodiertem Speisesalz profitieren, ist der Anteil der von Jodmangel betroffenen Bevölkerung mit 52 Prozent in Europa am höchsten. In Afrika liegt er bei 42 Prozent.
- *Vitamin A* wird für alle Körpergewebe und ihr Wachstum benötigt. Es spielt auch eine wichtige Rolle für das Immunsystem des Menschen. Dieser Wirkstoff ist lebensnotwendig, wird aber nicht vom Organismus selbst produziert. Er ist vor allem in Eiern, Fisch und Milch und als Vorstufe Karotin in Fisch, gelben Gemüsen und Früchten sowie in Blattgemüsen und rotem Palmöl enthalten. Ein Vitamin-A-Defizit ist in Entwicklungsländern der häufigste Vitaminmangel. Auch wenn klinische Symptome wie Sehstörungen (Nachtblindheit) bis hin zur völligen Erblindung im Laufe der Jahrzehnte zurückgegangen sind, zeigen sich Anfangssymptome (niedriger Blutwert von Vitamin A) noch immer häufig. Nach Schätzungen erhalten 33 Prozent der Kinder im Vorschulalter und 15 Prozent der schwangeren Frauen in Afrika, Asien und einigen Ländern Südamerikas mit ihrer täglichen Nahrung nicht genügend Vitamin A. In Afrika und Asien ist der Anteil dieser Mangelerscheinung bei Kleinkindern besonders groß. Er liegt dort bei über 40 Prozent. Vitamin-A-Mangel betrifft aber auch einige Länder Südamerikas.[8]

Unterernährung: akut oder chronisch?

Hunger kann ein akuter oder chronischer Zustand sein. Darüber geben verschiedene Körpermessungen Auskunft (Anthropometrie, siehe Box 3). Da vor allem Neugeborene und Kleinkinder (bis zu fünf Jahren) besonders schnell auf unzureichende Nahrungsversorgung reagieren, wird ihr Zustand als Indikator für den Ernährungszustand der Gesamtbevölkerung verwendet. Im Fokus stehen aber auch andere Menschen mit spezifischen Bedürfnissen oder in speziellen Notsituationen, die auf externe Unterstützung zur Sicherung ihrer Ernährung angewiesen sind. Das betrifft insbesondere Frauen und Kinder sowie Menschen, die vor lang andauernden bewaffneten Konflikten flüchten, zum Beispiel im Sudan oder in Afghanistan. Es gilt aber auch in eingeschränktem Rahmen für ältere und kranke Menschen, die auf Hilfe angewiesen sind und wenig Unterstützung erfahren.

Für sie gilt ein im Verhältnis zur Größe zu geringes Körpergewicht – berechnet als Body Mass Index (BMI, siehe Box 3) – als Indikator für Unterernährung.

Von Generation zu Generation: vererbtes Defizit

Eine angemessene Ernährung ist in allen Lebensphasen wichtig. Wird Unterernährung nicht bereits in den ersten Lebensmonaten aufgefangen, reichen langfristige Schäden häufig bis ins Erwachsenenalter. Irgendwann geben dann Frauen ihre Unterernährung weiter an ihre Kinder. So erhält sich ein Lebenszyklus der Unterernährung über Generationen (siehe Abbildung 4), wenn er nicht aktiv unterbunden wird.

Die besonders kritische Lebensphase vom Beginn der Schwangerschaft bis zum Alter von 24 Monaten wird *window of opportunity* genannt, weil sie eine wichtige Chance für vorsorgliche wie therapeutische Interventionen bietet.

Box 3

Messbare Indikatoren für Unter- oder Überernährung[9]

Akute Unterernährung (Auszehrung, *wasting*) tritt bei akutem Nahrungsmangel und/oder akuter (Infektions-)Krankheit auf. Sie wird durch das Verhältnis des Körpergewichts zur Körpergröße bei Kleinkindern bestimmt.

Chronische Unterernährung (Wachstumsverzögerung, *stunting*) als Ergebnis von chronischem Nahrungsmangel und/oder chronischer bzw. wiederkehrender (Infektions-)Krankheiten und anderer Entwicklungsprobleme wird durch das Verhältnis von Körpergröße zum Alter des Kleinkindes bestimmt. *Stunting* wird auch als Armutsindikator verstanden.

Untergewicht (*underweight*) ist Folge akuter oder auch chronischer Unterernährung und wird durch ein zu geringes Körpergewicht im Verhältnis zum Alter angezeigt.

Geringes Geburtsgewicht (*low birth weight*) liegt vor, wenn ein Neugeborenes mit einem Gewicht unter 2500 Gramm zur Welt kommt. Dies kann Folge einer Unterversorgung im Mutterleib sein und weist auf Unterernährung und/oder Gesundheitsprobleme der Mutter hin.

Unterernährung bei Erwachsenen liegt vor, wenn der Body Mass Index (BMI) unter den Wert von 18,5 fällt. Der BMI errechnet sich aus dem Körpergewicht (in kg) im Verhältnis zur Körpergröße zum Quadrat (m^2).

Übergewicht (*overweight*) und **Adipositas** (*obesity*) liegen vor, wenn die Ernährungsindikatoren bei Kleinkindern (gemessen an Körpergewicht/Körpergröße) sowie bei Erwachsenen (gemessen am BMI) über festgelegten Grenzwerten liegen.

In Entwicklungsländern wiegen durchschnittlich 16 Prozent der Säuglinge (insgesamt 19 Millionen) bei der Geburt weniger als 2500 Gramm. In Asien ist dieser Anteil mit 18 Prozent am größten. In einzelnen Ländern ist die Situation noch gravierender, zum Beispiel wird der Prozentsatz der untergewichtigen Säuglinge in Mauretanien, Pakistan, Sudan und Yemen auf über 30 geschätzt. Die größte Anzahl wird mit 7,4 Millionen Neugeborenen in Indien registriert.[10]

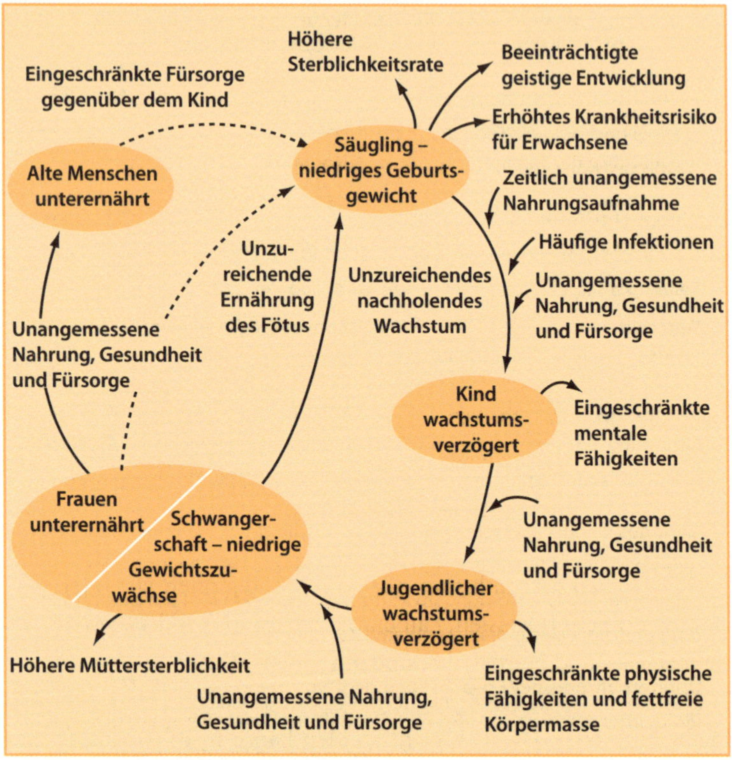

Abbildung 4 Intergenerationenzyklus der Unterernährung[11]

Ein zu ehrgeiziges Ziel: Halbierung von Untergewicht

Kinder sind wegen ihres intensiven Stoffwechsels besonders anfällig für Mangelerscheinungen und deshalb auch am stärksten von Unterernährung betroffen. Untergewicht bei Kleinkindern bis fünf Jahre wurde deshalb als messbarer und vergleichbarer Indikator für die Erreichung des ersten Millenniumsentwicklungsziels (MDG 1) ausgewählt. Eine Zwischenbilanz zeigt einen positiven Trend in allen Weltregionen: Global ist der Anteil untergewichtiger Kinder zwischen 1990 und 2008 von 31 auf 26 Prozent gesunken. Einzige Ausnahme ist Westasien (siehe Abbildung 5). Die ehrgeizigen Ziele des

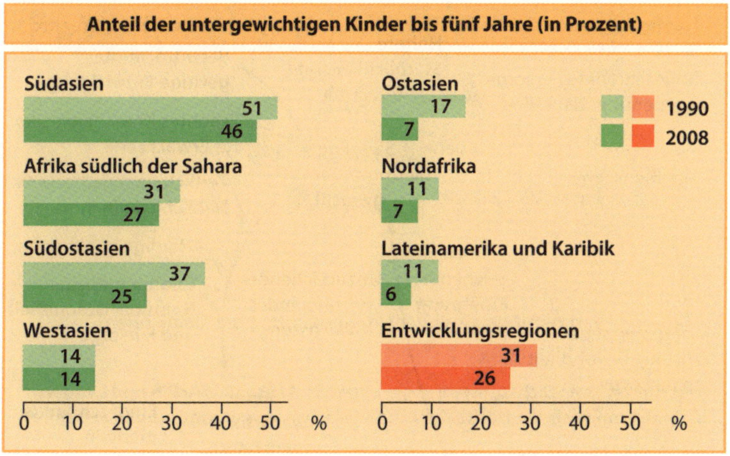

Abbildung 5 Anteil der untergewichtigen Kleinkinder (bis fünf Jahre) nach Regionen im Vergleich 1990 und 2008 (in Prozent)[12]

MDG 1 haben jedoch bisher nur einzelne Regionen fast oder vollständig erreicht (Ostasien, Lateinamerika und Karibik). Andere, wie Südostasien und Nordafrika, sind auf gutem Weg.

Dennoch ist äußerst fraglich, ob der positive Trend bestehen bleibt und das MDG 1 erreicht werden kann: In Entwicklungsländern ist weiterhin jedes vierte Kleinkind untergewichtig, das betrifft rund 129 Millionen Kinder unter fünf Jahren. Zehn Prozent dieser Gruppe sind sogar schwer untergewichtig.[13]

Fragile Risikogruppe: akute und chronische Unterernährung bei Kleinkindern

Dreizehn Prozent der Kleinkinder im Alter bis fünf Jahre sind in den Entwicklungsländern akut unterernährt. Das sind insgesamt 26 Millionen Betroffene. In Asien sind 17 Prozent der Kleinkinder akut unterernährt, in Afrika 10 (siehe Abbildung 6). Sechzig Prozent der weltweit betroffenen Kleinkinder leben in nur zehn Ländern (Indien, Nigeria, Pakistan, Bangladesch, Indonesien, Äthiopien, Demo-

Häufigkeit von leichter oder schwerer Auszehrung bei Kindern bis fünf Jahre

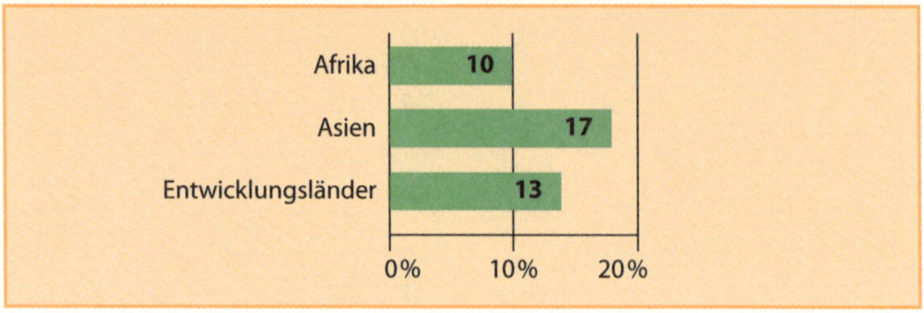

Abbildung 6 Verbreitung von akuter Unterernährung bei Kleinkindern[14]

Häufigkeit von Wachstumsverzögerungen in Afrika und Asien und Ländern, in denen mehr als die Hälfte der Kinder Wachstumsverzögerungen aufweisen

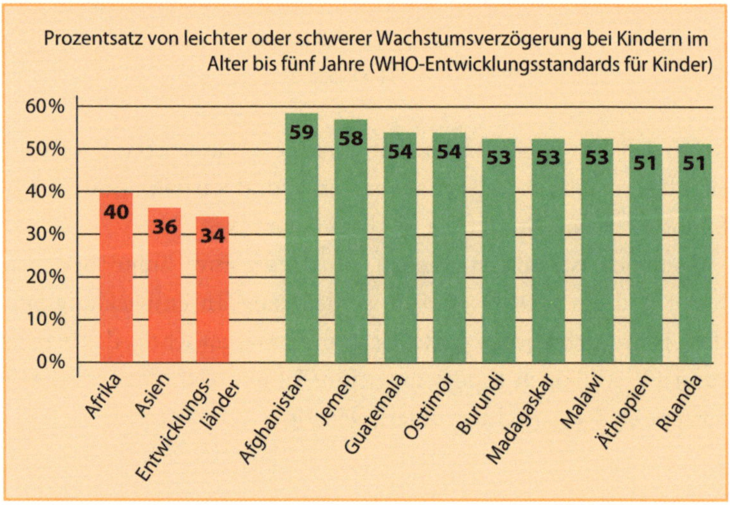

Abbildung 7 Verbreitung von chronischer Unterernährung bei Kleinkindern[15]

kratische Republik Kongo, Sudan, Ägypten, Philippinen). Kleinkinder in ländlichen Regionen und armen Haushalten sind dabei generell häufiger betroffen als solche in städtischen Gebieten und aus besser situierten Familien.[16]

Besonders bedenklich ist die Tatsache, dass ein weit höherer Prozentsatz an Kleinkindern chronisch unterernährt ist. Verzögerungen im Wachstum weisen weltweit 34 Prozent der Kinder auf – also jedes

Rang	Land	Verbreitung von Wachstumsverzögerung (in Prozent)	Zahl der chronisch unterernährten Kinder (2008)	Prozentsatz der Gesamtzahl in Entwicklungl. (195,1 Mio.)
1	Indien	48	60788	31,2%
2	China	15	12685	6,5%
3	Nigeria	41	10158	5,2%
4	Pakistan	42	9868	5,1%
5	Indonesien	37	7688	3,9%
6	Bangladesch	43	7219	3,7%
7	Äthiopien	51	6768	3,5%
8	Kongo	46	5382	2,8%
9	Phillippinen	34	3617	1,9%
10	Tansania	44	3359	1,7%
11	Afghanistan	59	2910	1,5%
12	Ägypten	29	2730	1,4%
13	Vietnam	36	2619	1,3%
14	Uganda	38	2355	1,2%
15	Sudan	40	2305	1,2%
16	Kenia	35	2269	1,2%
17	Jemen	58	2154	1,1%
18	Burma	41	1880	1,0%
19	Nepal	49	1743	<1%
20	Mosambik	44	1670	<1%
21	Madagaskar	53	1622	<1%
22	Mexiko	16	1594	<1%
23	Niger	47	1473	<1%
24	Südafrika	27	1425	<1%

Abbildung 8 Länder mit der höchsten Verbreitung von chronischer Unterernährung bei Kleinkindern[17]

dritte. In Asien sind es noch mehr, nämlich 36, und in Afrika 40 Prozent. Neun Länder halten einen traurigen Rekord: Dort sind mehr als die Hälfte der Kleinkinder von chronischer Unterernährung betroffen. Afghanistan steht dabei mit 59 Prozent an der Spitze (siehe Abbildung 7).

80 Prozent der chronisch unterernährten Kleinkinder verteilen sich auf 24 Länder. Die absolut höchste Zahl ist in Indien anzutreffen – knapp 61 Millionen (48 Prozent), gefolgt von China und Nigeria (siehe Abbildung 8). Die WHO spricht bereits ab 40 Prozent von einem kritischen Ausmaß,[18] das dringender Abhilfe bedarf.

Mangel und Überfluss: Adipositas

Eine ganz andere, aber nicht weniger bedrohliche Seite der Fehlernährung ist die rasant wachsende Zahl übergewichtiger Menschen. Nach Angaben der Weltgesundheitsorganisation WHO sind mehr als eine Milliarde Menschen davon betroffen – annähernd gleich viele wie vom Hunger. Das ist eine große Herausforderung für das öffentliche Gesundheitssystem der betroffenen Länder.

Ist die Kalorienzufuhr im Vergleich zum Energiebedarf des Körpers zu hoch, entstehen langfristig Übergewicht und Fettleibigkeit (Adipositas). Davon sind Menschen aller Altersgruppen und unterschiedlicher sozialer und ökonomischer Milieus betroffen. Besonders gravierend ist eine einseitige Energiebilanz bereits bei Kindern: Weltweit sind etwa 20 Millionen Kinder unter 5 Jahren zu dick.[19]

Auch wenn Übergewicht immer noch als Problem der industrialisierten Länder gilt, so leben doch zwei von drei übergewichtigen Menschen bereits in Entwicklungs- oder Transformationsländern mit stark wachsenden Volkswirtschaften und einem hohen Bedarf an Nahrungsmitteln und Importgütern. Dort gibt es auch sehr viele übergewichtige Kleinkinder (siehe Abbildung 9).

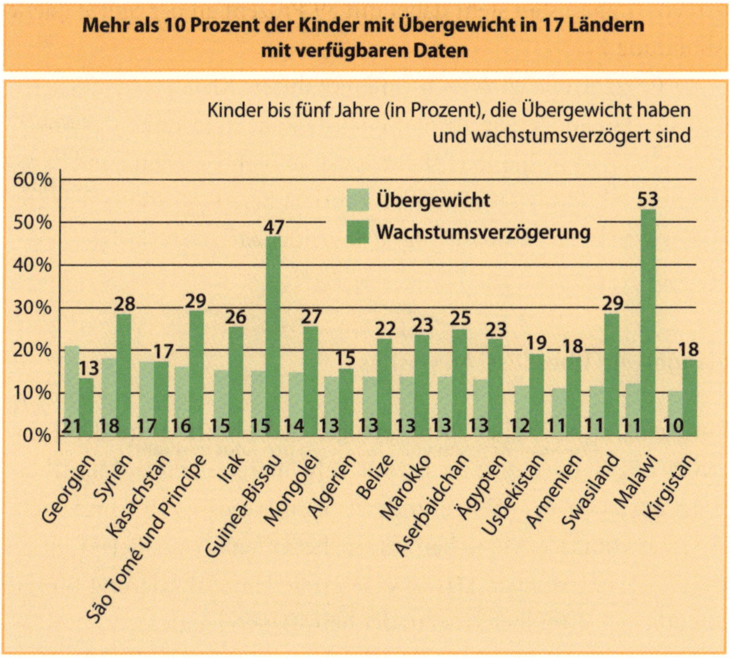

Abbildung 9 Überernährung bei Kleinkindern[20]

Die doppelte Last: Hunger und Fettsucht

Die Diskussion über die Ernährungssituation in Entwicklungsländern wurde lange Zeit durch das Thema Unterernährung bestimmt. Der Wandel von Ernährungsmustern (*nutrition transition*) hat jedoch dazu geführt, dass Übergewicht zu einem neuen, drängenden Problem wird – häufig ausgelöst durch Armut und schlechte Ernährungsgewohnheiten bei Säuglingen und Kleinkindern. Die traditionelle Ernährung wird zusehends von hochenergiereichen, häufig stark verarbeiteten Lebensmitteln (Convenience-Produkten) mit einem hohen Fett- und Zuckergehalt abgelöst. Mit wachsendem Einkommen steigt auch der Anteil an tierischen Lebensmitteln (siehe Abbildung 10).[21]

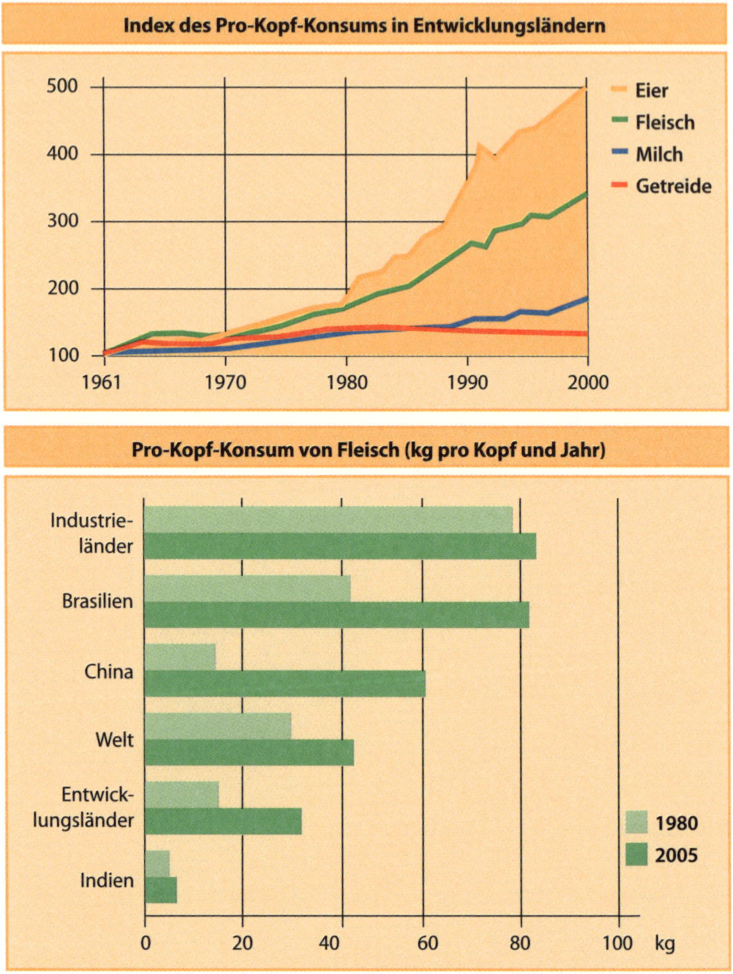

Abbildung 10 Wachsender Konsum von Fleisch und anderen tierischen Lebensmitteln[22]

Die Verstädterung ist einer der Gründe, warum immer häufiger verarbeitete Lebensmittel verzehrt werden, zum Beispiel in der Außer-Haus-Verpflegung. Traditionelle und reichhaltige, frisch zubereitete Mahlzeiten treten in den Hintergrund – es fehlen die Anbauflächen sowie die Zeit und Möglichkeiten für die Zubereitung. Die Nähr-

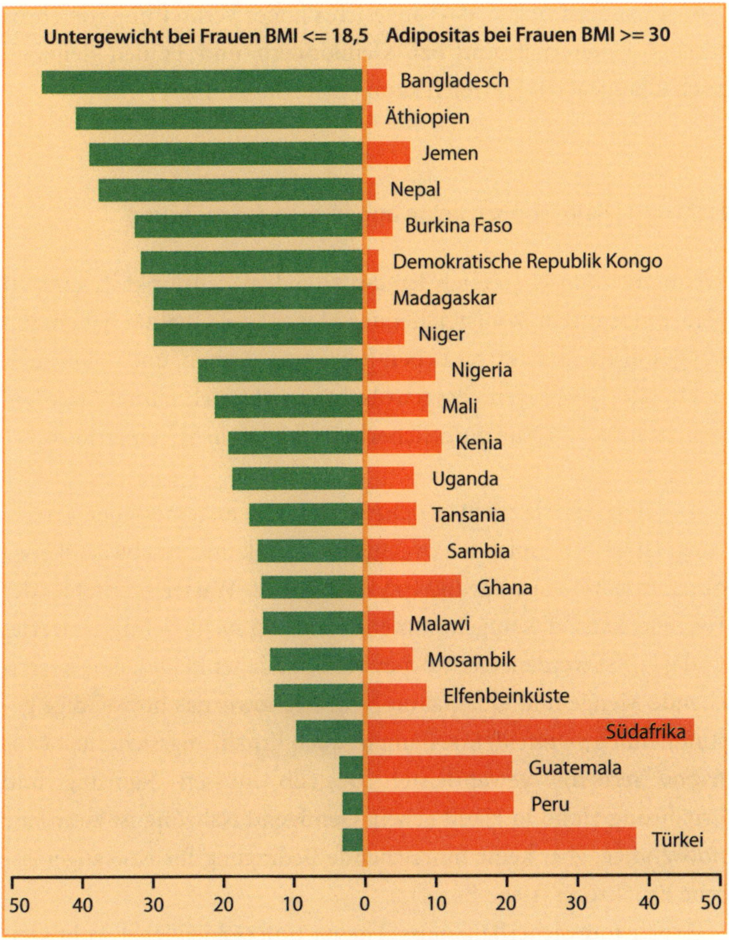

Abbildung 11 Die doppelte Last der Fehlernährung[23]

stoffzusammensetzung der Fertignahrung ist oft unzureichend und unausgewogen. Sie kann regionale, vollwertige Nahrung mit einem hohen Anteil an frischem Gemüse und Obst nicht ersetzen.

Seit langem existieren Unterernährung und Überernährung nebeneinander – nicht nur global, sondern auch innerhalb einzelner Länder, Gemeinschaften und manchmal sogar Familien. Hier wird von der »doppelten Last der Fehlernährung« gesprochen.[24] Daten aus 24 Ländern zeigen, dass angesichts hoher Verbreitung von chronischer Unterernährung bei Kleinkindern und Frauen dennoch auch Übergewicht auftreten kann (siehe Abbildung 11).

Nahrung allein ist noch keine angemessene Ernährung

Wenn alle Menschen eines Landes zu jedem Zeitpunkt Zugang zu Nahrungsmitteln in ausreichender Menge und Qualität haben, um ein gesundes und aktives Leben führen zu können, und dabei auch noch die jeweiligen Essgewohnheiten berücksichtigt werden, spricht man von Nahrungssicherheit *(food security)* einer Bevölkerung.

Dennoch ist sie nicht gleichzusetzen mit angemessener Ernährung: Ist zum Beispiel der Organismus krank und geschwächt, etwa durch Infektionen aufgrund von verseuchtem Wasser oder fehlender Hygiene, kann die aufgenommene Nahrung nicht richtig verwertet und genutzt werden. Der Körper benötigt daher beides: eine ausreichende Menge und Qualität an Nahrung sowie das notwendige gesundheitliche Umfeld. Erst dann ist auch Ernährungssicherheit (*nutrition security*) gewährleistet. Deshalb müssen Nahrung und Ernährung Hand in Hand gehen. Genügend Nahrung ist zwar eine notwendige, aber keine hinreichende Bedingung für eine angemessene Ernährung (siehe Box 4).

Ernährungssicherheit muss Thema unterschiedlicher Politikfelder sein. Insbesondere die Landwirtschaft, das Gesundheitssystem und das Bildungswesen sind gefragt. Nur wenn alle diese Aspekte berücksichtigt und verknüpft werden, kann Ernährungssicherheit erreicht werden.

Der Welthunger-Index (WHI) misst die komplexen Zusammenhänge von Nahrungs- und Ernährungsunsicherheit. Er setzt drei Indikatoren gleichgewichtig miteinander in Beziehung: den Anteil der Hungernden an der Bevölkerung (Nahrungsunsicherheit), den Anteil der Kinder unter fünf Jahren mit Untergewicht (Ernährungsun-

Box 4

Nahrungssicherheit – Ernährungssicherheit[25]

Nahrungssicherheit (*food security*) ist nach FAO-Definition ein Zustand, in dem alle Menschen zu jeder Zeit Zugang zu sicheren und nahrhaften Lebensmitteln haben, um ein gesundes und aktives Leben zu führen. Mit dem deutschen Begriff **Nahrungssicherung** wird der Weg oder Prozess in Richtung Nahrungssicherheit bezeichnet.

Ernährungssicherheit (*nutrition security*) ist *mehr*: Neben dem Zugang zu quantitativ und qualitativ angemessener Nahrung umfasst der Begriff auch den Zugang zu ausreichender Gesundheitsversorgung und sozialer Fürsorge einschließlich einer gesunden Umwelt, sauberem Trinkwasser und sanitären Einrichtungen. Mit dem deutschen Begriff **Ernährungssicherung** wird der Weg oder Prozess in Richtung Ernährungssicherheit bezeichnet.

Deutlich von diesen Begriffen abzugrenzen ist die **Lebensmittelsicherheit** (*food safety*). Darunter wird die hygienische, mikrobiologische und den Schadstoffgehalt betreffende Unbedenklichkeit von Lebensmitteln für den menschlichen Verzehr verstanden.

sicherheit) und die Sterblichkeitsrate von Kindern unter fünf Jahren (Folge von Unterernährung und Krankheiten).

Entwickelt vom Internationalen Forschungsinstitut für Ernährungspolitik (IFPRI) in Washington und 2006 gemeinsam mit der Welthungerhilfe erstmals veröffentlicht, ist der WHI ein umfassendes Abbild der Dimensionen von Ernährungsunsicherheit. Der Index bewegt sich zwischen den Werten 0 (kein Hunger) und 100, wobei Werte ab 30 bereits ein gravierendes Niveau von Ernährungsunsicherheit anzeigen. Vergleicht man die Entwicklung des WHI zwischen 2000 und 2009, werden Gewinner und Verlierer deutlich (siehe Abbildung 12).

Der WHI wird jährlich veröffentlicht. Er bildet zwar die Vergangenheit ab, weil er auf bereits vorhandene Daten aus nationalen und internationalen Quellen über die Unterernährung und Kindersterblichkeit zurückgreift. Dennoch ist er bedeutsam für eine aktive Poli-

Entwicklung des WHI auf Länderebene

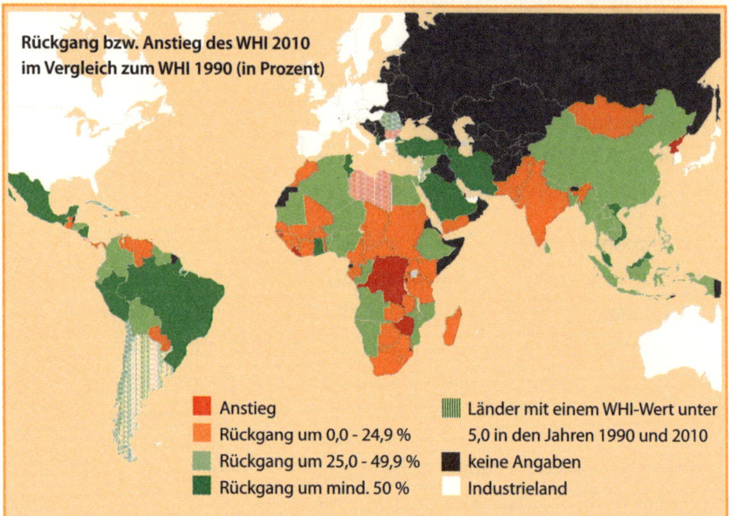

Anmerkung: Ein Anstieg des WHI weist auf eine Verschlechterung der Hungersituation eines Landes hin. Ein Rückgang des WHI zeigt eine Verbesserung der Hungersituation eines Landes.

Abbildung 12 Entwicklung des Welthunger-Indexes auf Länderebene[26]

tikgestaltung in der Gegenwart und weist auch auf zukünftigen Handlungsbedarf hin.

Selbstverantwortete Politikgestaltung: Ernährungssouveränität

Der Begriff der Ernährungssouveränität wurde Anfang der neunziger Jahre von der internationalen Kleinbauern- und Landarbeiterorganisation La Via Campesina geprägt und anlässlich des Welternährungsgipfels 1996 der breiten Öffentlichkeit vorgestellt. Es handelt sich dabei um ein politisches Konzept, das die ökonomischen und handelspolitischen Ursachen des Hungers in der Welt in den Blick nimmt. Ziel ist es, die Rechte zur Formulierung einer angepassten Handelspolitik und -praxis durch die Länder selbst zu stärken, um der Bevölkerung das Recht auf Nahrung und den Zugang zu einer ökologisch nachhaltigen Nahrungsproduktion zu erleichtern.[27]

Noch gibt es keine universelle Definition. Analog zu den Begriffen Nahrungs- und Ernährungssicherheit stehen auch bei der Ernährungssouveränität die ländlichen Armen und Hungernden im Fokus. Dabei geht es um eine nationale Politik der Nahrungsproduktion und um den Schutz der eigenen Märkte. Eine solche Politik basiert auf Demokratie und Selbstbestimmung von Produzenten und Verbrauchern. Im Weltagrarbericht heißt es zu diesem Konzept: »Ernährungssouveränität wird als das Recht der Menschen und souveränen Staaten definiert, auf demokratische Weise ihre eigenen Agrar- und Ernährungspolitiken zu bestimmen«.[28] Das Bundesministerium für wirtschaftliche Zusammenarbeit und Entwicklung (BMZ) versteht unter diesem Begriff, dass Entwicklungsländer ihre eigenen Strategien zur Ernährungssicherung entwickeln und darin unterstützt werden, sich selbst zu ernähren.[29]

Das bedeutet zum einen die Entwicklung stabiler lokaler, regionaler und nationaler Märkte für Nahrungs- und Futtermittel. Exportsubventionen der Industriestaaten wirken sich darauf negativ aus und gelten als kontraproduktiv. Darüber hinaus geht es um eine entwicklungsorientierte Integration in die Weltwirtschaft, die jedoch die lokale Ernährungssicherung nicht gefährden darf. Zum anderen soll der souveräne Zugriff auf eigene und globale natürliche Ressourcen (etwa Fischgründe, Bodenfruchtbarkeit und biologische Vielfalt) gesichert werden.

Ziele und Prognosen

Unter dem Millenniumsentwicklungsziel (MDG) 1 wurden mehrere Teilziele formuliert: unter anderem die Halbierung des Anteils der extrem armen Menschen, die Halbierung der Zahl der Hungernden sowie die Halbierung des Anteils der untergewichtigen Kleinkinder bis zum Jahr 2015. Fortschritte auf diesem Weg wer-

Box 5

Zielvorgaben und Ernährungsindikatoren zu MDG 1[30]

Zielgröße 1.A: Zwischen 1990 und 2015 Halbierung des Anteils der Menschen, die weniger als den Gegenwert von 1 US-Dollar pro Tag haben.

Zielvorgabe 1.C: Zwischen 1990 und 2015 den Anteil der Menschen halbieren, die Hunger leiden.

Dazu gehören zwei Indikatoren:

Indikator 1.8: Anteil der untergewichtigen Kinder unter fünf Jahren und

Indikator 1.9: Anteil der Bevölkerung unter dem Mindestniveau der Nahrungsenergieaufnahme (Anteil der Hungernden)

den an verschiedenen Zielvorgaben und Indikatoren gemessen (siehe Box 5).

Nach 15 Jahren ist die Bilanz sehr gemischt. In einigen Ländern und vor allem lokal zeigen sich Fortschritte und Teilerfolge. So war die Zahl der Armen zwischen 2000 und 2005 zunächst von 1,8 Milliarden auf 1,4 Milliarden gesunken, bevor die Finanzkrise diesen positiven Trend zunichte machte.

Mehr oder minder gescheitert sind Versuche, den Hunger und das Untergewicht bei Kleinkindern zu bekämpfen. Alle derzeit vorliegenden Daten und Prognosen gehen davon aus, dass die Menschheit sich immer weiter von den gesetzten Zielen entfernt (siehe Abbildung 13). Nur dann, wenn es gelingt, großflächig einen besseren, innovativeren, stärker fokussierten und kosteneffektiveren Ansatz umzusetzen, könnten die Ziele unter Umständen noch erreicht werden.[31]

Wurde die Hungerbekämpfung zu halbherzig betrieben? Warum kann die Staatengemeinschaft diesen Trend nicht stoppen? Hat sie wirklich alles in ihrer Macht Stehende getan, um den Hunger zu bekämpfen? Liegt es an den falschen Zielsetzungen oder mangelt es an politischem Interesse, um den Trend umzukehren? Droht unter den Einflüssen von Klimawandel und hoher Nachfrage an Agrarrohstoffen eine weitere Ausweitung der Ernährungskrise im 21. Jahrhundert? Diesen Fragen wird in den nächsten Kapiteln nachgegangen.

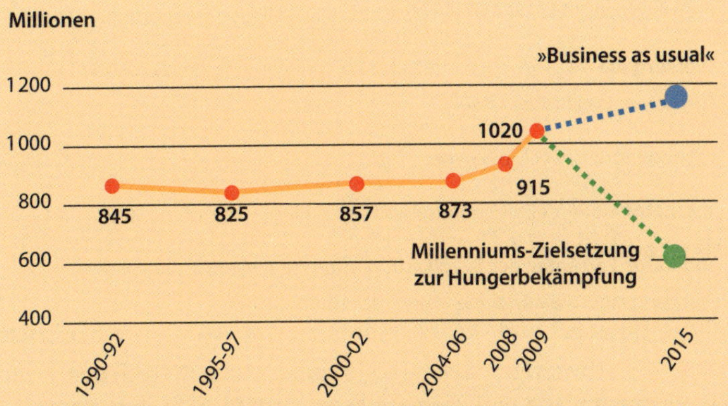

Anmerkung: Die blau gestrichelte Linie ist die lineare Extrapolation des Trends der Zahl der Hungernden zwischen 1990 und 2009. Die grün gestrichelte Linie zeigt den Trend der Zahl der Hungernden, der erforderlich wäre, um das MDG 1 zu erreichen.

Abbildung 13 Die Zahl der Hungernden zwischen 1990 und 2015[32]

Kapitel 2

Auswirkungen von Nahrungskrisen und Fehlernährung

Risiken addieren sich

Nahrungsmangel und -krisen führen zu Anpassungsmechanismen, welche die schwierigen Lebensbedingungen der Betroffenen weiter verschärfen. Sie haben Auswirkungen auf Einzelne und auf die gesamte Gesellschaft eines Landes und müssen deshalb beachtet werden.

Auf existenzielle Krisen können arme Menschen häufig nur so reagieren, dass sie die Zahl der täglichen Mahlzeiten oder auch deren Zusammensetzung reduzieren. Sie sparen an Existenzgrundlagen wie Bildung und Gesundheit. Oft sind sie darauf angewiesen, Teile ihres ohnehin nicht großen Besitzes zu verkaufen, zum Beispiel Haushaltsgegenstände oder Vieh, um Nahrungsmittel bezahlen zu können. Nahrungsmittelpreiskrisen wie die im Jahr 2009 werden deshalb zu Fallen: Risikogruppen verarmen. Menschen, die bereits mittellos sind, rutschen noch weiter in die Armut ab. Ein Entrinnen aus dieser Negativspirale wird immer schwieriger. Mittel- und langfristig droht Nahrungs- und Ernährungsunsicherheit.[1]

Die Mangelernährung in Nahrungskrisen führt außerdem zu geringen Geburtsgewichten. Ein Säugling, der mit einem Gewicht von nur 1 500 bis 2 000 Gramm geboren wird, hat eine achtfach erhöhte Wahrscheinlichkeit zu sterben gegenüber einem, der wohlgenährt mit mindestens 2 500 Gramm das Licht der Welt erblickt. Ein geringes Geburtsgewicht macht unter anderem anfällig für Infektionen und Unterversorgung des Fötus, die für 60 Prozent der Todesfälle

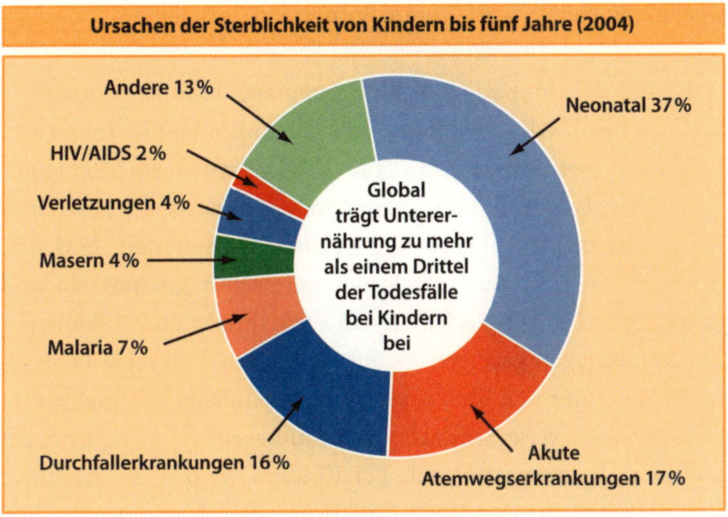

Abbildung 14 Ursachen von Kindersterblichkeit (Kinder bis fünf Jahre)[2]

bei Neugeborenen verantwortlich sind. Die Folgen reichen bis in spätere Lebensmonate und -jahre: Nach Schätzungen hängen damit auch noch 3,3 Prozent aller Todesfälle bei Kleinkindern zusammen.[3] Dagegen könnten 19 Prozent aller Todesfälle von Kindern bis zu fünf Jahren durch richtiges Stillen und Abstillen verhindert werden.

Müttern das Stillen zu ermöglichen ist deutlich erfolgreicher als alle anderen präventiven Maßnahmen der Gesundheitsfürsorge. Unter den speziellen Bedingungen in Entwicklungsländern (Klima, Wasserknappheit, hygienische Probleme) erhöht das Stillen die Chance, die ersten Lebensmonate zu überstehen, um das Sechsfache.

Akut unterernährte Kinder haben eine deutlich verringerte Überlebenschance. Infektionskrankheiten wie Durchfall, Masern, Lungenentzündung und Malaria sowie HIV/AIDS fordern viele Opfer unter den Jüngsten. Deshalb wird auch geschätzt, dass die Unterernährung von Müttern und Kindern mit mehr als einem Drittel zur Kindersterblichkeit beiträgt (siehe Abbildung 14). Das gilt selbst für moderate oder leichte Formen.

Die Folgen von Fehlernährung: Körper und Geist leiden

Aufgrund der dramatischen Ernährungslage in Entwicklungsländern sterben jährlich Millionen von Säuglingen und Kleinkindern. Eine noch viel höhere Zahl kann sich außerdem nicht entsprechend ihres Potenzials entwickeln.[4] So ist eine qualitativ und quantitativ angemessene Ernährung bereits im Mutterleib entscheidend. Dafür aber muss die Schwangere selbst gesund sein und ausreichend Nahrung erhalten. Unterernährung und Anämie der Mutter führen zu geringem Geburtsgewicht mit all seinen Folgen. Ein Mangel an roten Blutkörperchen (Eisenmangelänamie) verursacht beispielsweise Schwäche und Müdigkeit und verringert die physische Leistungsfähigkeit. Bei Kindern werden die kognitive Entwicklung und das Wachstum irreversibel beeinträchtigt. Bei Erwachsenen sinkt die Arbeitsproduktivität um 10 bis 15 Prozent. Wird der erhöhte Eisenbedarf von Schwangeren nicht gedeckt, haben diese ein erhöhtes Risiko für Fehl- oder Totgeburten, auch für Müttersterblichkeit.

Jodmangel während der Schwangerschaft führt jährlich bei mehr als 20 Millionen Säuglingen zu mentalen Behinderungen. Besonders schwere Defizite vor der Geburt führen bei den Kindern zu Kretinismus, einem Zwergwuchs, der mit extremen körperlichen und geistigen Schäden verbunden ist. Aber auch moderater Jodmangel kann die Schulleistungen von Kindern beeinträchtigen. Studien zeigen, dass Kinder aus Regionen mit Joddefizit bei Messungen ihres Intelligenzquotienten 13,5 Punkte weniger aufweisen als solche aus gut versorgten Regionen. Vitamin-A-Mangel kann Nachtblindheit und schwere Veränderungen an den Augen auslösen, bis hin zur völligen Blindheit. Zu den Folgen zählen aber auch Immunschwäche, eine erhöhte Krankheitshäufigkeit und höhere Mortalitätsraten.

Im Mutterleib und dann nach der Geburt bis zum Alter von 24 Monaten wachsen Kinder am schnellsten. Unterernährung in dieser sensiblen Phase beeinträchtigt nicht nur die körperliche Entwicklung, sondern auch die kognitiven Fähigkeiten. Oft sind diese Defizite auch im Jugend- und Erwachsenenalter nicht wieder wettzumachen.

Chronische Unterernährung hat also langfristige negative Auswirkungen auf die Entwicklung von Kindern und ihre Bildungschancen. Sie werden später eingeschult und erbringen schlechtere Schulleistungen. Wenn sie erwachsen sind, haben sie geringere Einkommen und Produktivität. Selbst wenn Kinder, die in den ersten zwei Lebensjahren einen Wachstumsrückstand aufwiesen, später schnell an Gewicht zunehmen, haben sie immer noch ein erhöhtes Risiko für chronische Krankheiten im Erwachsenenalter. Sie sind besonders gefährdet für Herz-Kreislauf-Erkrankungen und Diabetes. Das trifft zum Beispiel auf die Bevölkerung von Ländern zu, in denen Untergewicht zwar verringert werden konnte, die chronische Unterernährung dennoch weit verbreitet bleibt.

Auch Übergewicht und Adipositas sind mit einer Vielzahl von Belastungen verbunden und haben negative Konsequenzen für den Körper. Sie sind Ursache vieler Risikofaktoren für Herz-Kreislaufkrankheiten wie Bluthochdruck, hohe Cholesterin- und Fettwerte, Diabetes (Zuckerkrankheit) und Hyperurikämie (hohe Harnstoffwerte). Außerdem werden einige Formen von Krebs (Brust und Darm) mit Überernährung in Verbindung gebracht. Nach Angaben der WHO ist Übergewicht für 10 bis 13 Prozent der Todesfälle in verschiedenen Teilen Europas verantwortlich.[5]

Ökonomische Kosten, soziale Folgen

Die frühkindliche Ernährung leistet einen wichtigen Beitrag zur wirtschaftlichen Entwicklung – das zeigt die Tatsache, dass die Körpergröße im Alter von zwei Jahren Aussagen über Produktivität und Leistungsfähigkeit im Erwachsenenalter zulässt. Es gibt Hinweise darauf, dass ein verbessertes Wachstum von Kleinkindern durch eine angemessene Zusatznahrung signifikante Einflüsse auf die Löhne im Erwachsenenalter hat.[6]

Unterernährte Kinder brauchen mehr Gesundheitsdienste und teurere Fürsorgeleistungen als andere. Die mentalen Beeinträchtigungen durch Unterernährung erhöhen auch die Kosten für die Bildung der Kinder. Dabei würde nach einer Studie die Prävention von geringem Geburtsgewicht lediglich 580 US-Dollar pro Kind kosten, wohingegen Unterernährung in den betroffenen Ländern mit Milliardenbeträgen zu Buche schlägt.

Zum Beispiel führen chronische Unterernährung, Jod- und Eisenmangel zu Produktivitätseinbußen, die etwa in Indien das Bruttoinlandsprodukt um 2,95 Prozent schmälern. Allein Lohnausfälle aufgrund von Unterernährung bei Kindern machen jährlich 2,3 Milliarden US-Dollar aus. Dies sind 0,4 Prozent des jährlichen Bruttoinlandsprodukts von rund 600 Milliarden US-Dollar. Wie Zahlen aus China zeigen, kostet dagegen die Prävention von Mikronährstoffdefiziten nur zwischen 0,2 und 0,4 Prozent des Bruttoinlandsprodukts (2,5 bis 5 Milliarden US-Dollar). Ein anderes Beispiel ist Sierra Leone, wo fehlende Programme zur Bekämpfung von Anämie bei Frauen in fünf Jahren mehr als 94,5 Millionen US-Dollar Produktivitätsverluste in der Landwirtschaft zur Folge hatten.

Auch Übergewicht und Adipositas haben einen hohen Preis. Sie sind nach Angaben der WHO bereits für 2 bis 8 Prozent der Gesundheitskosten in Europa verantwortlich, die Zahlen für Entwicklungsländer sind ähnlich (2 bis 7 Prozent). Eine Schätzung besagt, dass Adipositas und damit verbundene Leiden China etwa 2 Prozent des Bruttoinlandsprodukts kosten.[7]

Bereits vor den Nahrungsmittelpreis- und Finanzkrisen der Jahre 2007 bis 2009 gehörten 160 Millionen Menschen weltweit zu den extrem Armen (*ultra poor*), die von weniger als 50 US-Cents pro Tag leben mussten. Mit dem krisenbedingten Anstieg der Nahrungsmittelpreise wurden Arbeitsplätze in ländlichen und städtischen Regionen abgebaut, was die Existenzgrundlagen bedroht und zu Nahrungsunsicherheit in weiteren Regionen führte. Diese Entwicklung verschärfte das wirtschaftliche Ungleichgewicht. Das schürt gegenwärtige und zukünftige politische und soziale Konflikte.[9]

Einfluss von MDG 1 auf andere Millenniumsentwicklungsziele[8]

Box 6

MDG 1: *Beseitigung der extremen Armut und des Hungers*
Nahrungsunsicherheit und Unterernährung beeinträchtigen die körperliche und geistige Leistungsfähigkeit, reduzieren die Widerstandskraft gegenüber Katastrophen und Krisen und senken die Produktivität.

MDG 2: *Verwirklichung der allgemeinen Grundbildung*
Unterernährung hemmt die geistige Leistungsfähigkeit und damit die Lernleistung. Die Wahrscheinlichkeit, dass unterernährte Kinder die Schule besuchen, ist geringer als bei gut ernährten Kindern. Sie werden häufig später eingeschult.

MDG 3: *Förderung der Gleichstellung der Geschlechter und Ermächtigung der Frauen*
Die Wahrscheinlichkeit, dass unterernährte Mädchen in der Schule bleiben und dadurch bessere Zukunftschancen haben, ist geringer als bei gut versorgten.

MDG 4: *Senkung der Kindersterblichkeit*
Unterernährung ist direkt oder indirekt für mehr als die Hälfte der Kindersterblichkeit verantwortlich. Sie ist die hauptsächliche Krankheitsursache in Entwicklungsländern.

MDG 5: *Verbesserung der Gesundheit von Müttern*
Dass Frauen vielfach benachteiligt sind, auch was ihre Ernährung angeht, trifft besonders Mütter. Hunger und Unterernährung hängen eng mit den meisten Risikofaktoren für Müttersterblichkeit zusammen.

MDG 6: *Bekämpfung von HIV/AIDS, Malaria und anderen Krankheiten*
Nahrungsunsicherheit fördert Anpassungsmechanismen, zum Beispiel Arbeitsmigration und/oder Prostitution, die die Verbreitung von HIV/AIDS erhöhen. Unterernährung beschleunigt bei Infizierten den Ausbruch von AIDS. Sie schwächt außerdem die Widerstandskraft gegen Infektionen und reduziert die Überlebenschancen von Malaria-Kranken.

MDG 7: *Sicherung der ökologischen Nachhaltigkeit*
Ernährungsunsicherheit führt zu instabiler, nicht nachhaltiger Nutzung natürlicher Ressourcen.

Weitere Millenniumsentwicklungsziele gefährdet

Nahrungs- und Ernährungsunsicherheit gefährden auch das Erreichen weiterer Millenniumsentwicklungsziele, da diese eng mit dem MDG 1 verflochten sind (siehe Box 6).

Bedrohung von Frieden und Sicherheit

Mitte 2008 erreichten Bilder von Hungeraufständen in Südamerika, Afrika und Asien, manche von ihnen von tödlicher Gewalt begleitet, die Medien. In mehr als sechzig Ländern protestierten Menschen gegen die hohen Nahrungsmittelpreise. In Haiti war das sogar einer der Gründe für den Sturz der Regierung. Dass der Weltmarktpreis für Weizen nahezu auf das Doppelte und der für Reis fast auf das Dreifache angestiegen ist, hat eine neue Atmosphäre politischer Unsicherheit geschaffen. In Ländern mit schlechter Regierungsführung führten mehr als die Hälfte der Unruhen zu Gewalt. Bei der Hälfte der betroffenen Länder mit der niedrigsten Regierungseffektivität (0-50ste Perzentile) waren 18 von 34 Proteste gewalttätig, bei den Ländern mit höherer Effektivität (50-100ste Perzentile) verliefen nur fünf von 27 gewalttätig (siehe Abbildung 15). Der Protest konzentrierte sich zwar auf ärmere Länder, doch immerhin ein Drittel aller Aufstände trat in Staaten mit mittlerem und hohem Einkommen auf, allerdings waren sie dort weniger explosiv.

Im Zusammenhang mit Landwirtschaft, Nahrung und Ernährung gibt es weitere Störfaktoren für Frieden und Sicherheit des gesellschaftlichen Zusammenlebens: Unter anderem können dies Einschränkungen beim Nahrungsmittelexport, große Unterschiede in den Lebensbedingungen zwischen ländlicher und städtischer Bevölkerung sowie Konflikte um Land und Wasser sein.[10] Es wird erwartet, dass der Klimawandel diese Konflikte weiter verschärfen wird.

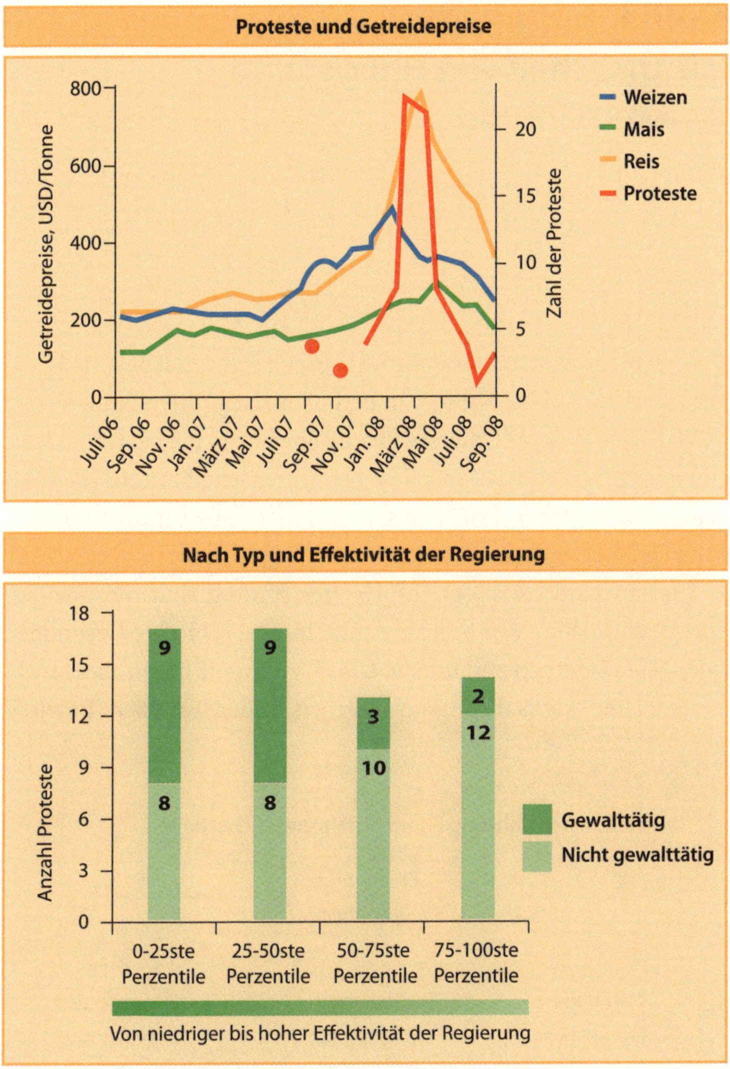

Abbildung 15 Nahrungsaufstände in den Jahren 2007 und 2008[11]

Kapitel 3

Die Ursachen von Hunger und Unterernährung

Unterernährung hat meistens nicht *eine* einzige Ursache – sie ist die Folge vieler Einflussfaktoren. In den neunziger Jahren fanden diese als Kausalmodell der Unterernährung Eingang in die Literatur (siehe Abbildung 16). Dieses Modell ist bis heute Grundlage für die Konzeption zahlreicher Ernährungs- und Gesundheitsprogramme in Entwicklungsländern.[1]

Unmittelbarer Auslöser für Unterernährung sind die unzureichende Aufnahme von Nahrungsmitteln oder schlechte Gesundheit oder beide Faktoren zusammen. Diesen zugrunde liegen aber Strukturprobleme wie Nahrungsunsicherheit in den Familien, unzurei-

Box 7

Die Säulen der Nahrungs- und Ernährungssicherheit[2]

Ernährungssicherheit

Nahrungsverfügbarkeit	Zugang zu Nahrung	Verwendung und Verwertung
• Eigenproduktion • Vorratshaltung • Handel • Transfer	• Einkommen • Preise • Märkte • Wissen, Normen • Infrastruktur	• Ernährungswissen • Ernährungsverhalten • Gesundheitszustand • Hygiene • Fürsorgemöglichkeiten

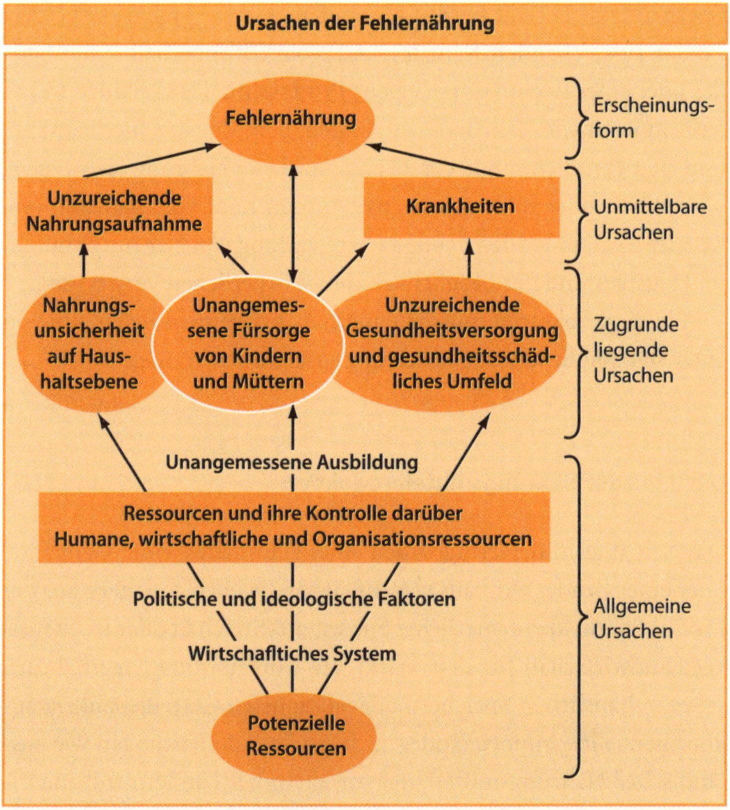

Abbildung 16 Ursachenzusammenhänge der Fehlernährung[3]

chende Fürsorge für Kinder und Mütter sowie mangelnder Zugang zu sauberem Wasser, mangelnde Hygiene, fehlende Gesundheitsdienste und allgemeine Einkommensarmut. Darauf haben politische, wirtschaftliche und kulturelle Rahmenbedingungen einer Gesellschaft Einfluss, die sich in den vergangenen Jahren durch den fortschreitendem Klimawandel, die anhaltende wirtschaftliche Rezession und hohe Agrarpreise stark verändert haben. Der Gleichberechtigung von Frauen als Schlüsselpersonen in der Ernährungssicherung auf Haushaltsebene kommt dabei eine zentrale Bedeutung zu.

Ernährungssicherheit beruht also auf mehreren Säulen (siehe Box 7): der ausreichenden Nahrungsverfügbarkeit innerhalb eines Landes oder einer Region durch eigene Produktion, Handel oder Transferleistungen wie Nahrungsmittelhilfen, dem Zugang aller Familien und aller Familienmitglieder zu angemessener Nahrung über Eigenproduktion oder Einkommen, das für den Kauf von Nahrung verwendet wird, sowie der richtigen Verwendung von Nahrungsmitteln im Haushalt und der Möglichkeit ihrer körperlichen Verwertung.

Alle diese Faktoren müssen dauerhaft zusammenspielen, um von einer stabilen Ernährungssicherung sprechen zu können.

Die Rolle der Nahrungsmittelproduktion

Die Nahrungsmittelverfügbarkeit eines Haushaltes, einer Gemeinde oder eines Landes wird aus verschiedenen Quellen gesichert: aus der Produktion in kleinbäuerlicher Subsistenzwirtschaft oder in intensiver Landwirtschaft für den Markt, aus Vorrats- und Lagerhaltung, sei es in häuslichen Speichern oder nationalen Getreidebanken, aus kommerziellen Importen oder auch aus Transferleistungen wie ausländischer Nahrungsmittelhilfe, vor allem bei Ländern mit niedrigen Einkommen und Nahrungsmitteldefizit.

Zwar hat die Weltbevölkerung statistisch gesehen mehr als genug Nahrung pro Kopf zur Verfügung.[4] Das sagt aber noch nichts über die Qualität der Ernährung aus und ist auch nur eine Momentaufnahme, da die natürlichen Ressourcen knapper werden und der Klimawandel neue Rahmenbedingungen für die Nahrungsproduktion schafft. Global gesehen ist jedoch gegenwärtig Nahrungssicherheit erreicht.

Daten der Organisation für wirtschaftliche Zusammenarbeit und Entwicklung (OECD) und der Ernährungs- und Landwirtschaftsorganisation der Vereinten Nationen (FAO) belegen die weltweit steigende Nahrungsproduktion und verdeutlichen, wie stark einzelne Regionen zur Nahrungsproduktion beitragen (siehe Abbildung 17).

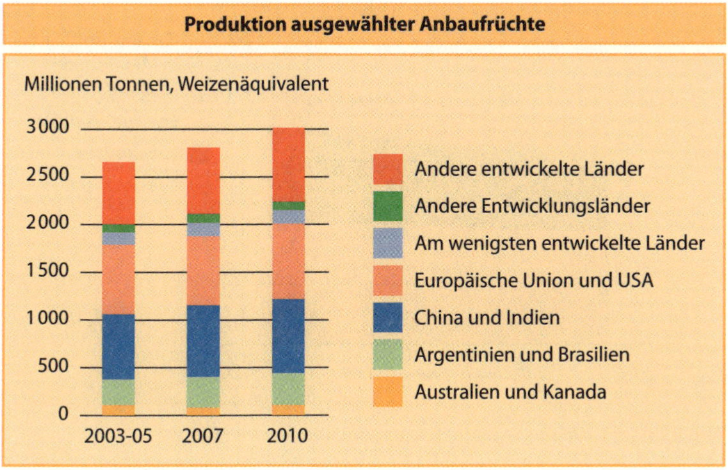

Abbildung 17 Produktion ausgewählter Feldfrüchte (in Weizenäquivalenten)[5]

Immer noch wächst die Produktion von Nahrungsmitteln schneller als die Weltbevölkerung, dies belegt auch der international anerkannte Weltagrarbericht: Die globale Ernte erbringt etwa ein Drittel mehr, als für die kalorische Versorgung aller Menschen notwendig wäre.[6]

Soweit die Statistik. In der Praxis kommen jedoch die Nahrungsmittel bei vielen, die sie benötigen, nicht an. Stattdessen wandern immer mehr Agrarprodukte in die Erzeugung von Biotreibstoffen, Faser- oder anderen Industrieprodukten oder werden als Futtermittel verwendet. Nur noch 47 Prozent der Weltgetreideproduktion (Weizen, Reis, Mais) dienen der unmittelbaren Ernährung. Bei Ölsaaten (Soja, Raps, Palmöl, Sonnenblumen) ist der Anteil noch geringer. Die Umwandlung von Getreide in Fleisch[7] führt außerdem zu großen Verlusten in der Nahrungsenergiebilanz. Neue Herausforderungen für die internationale Gemeinschaft entstehen auch durch den Anbau von Energiepflanzen auf Flächen, die dann nicht mehr für den Anbau von Nahrungspflanzen verwendet werden können. Es entsteht Nutzungskonkurrenz (siehe Abbildung 18).

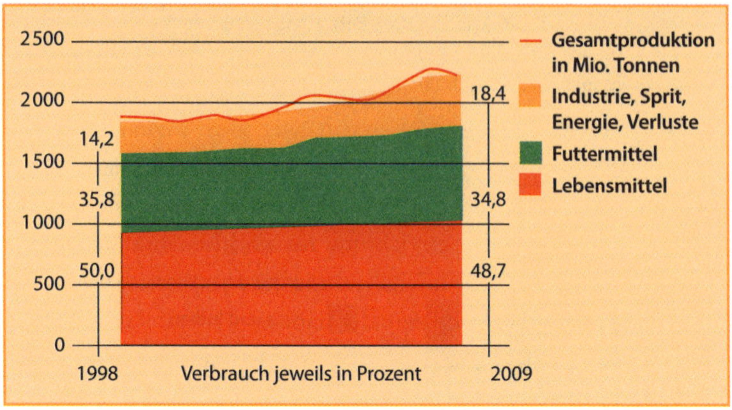

Abbildung 18 Weltgetreideproduktion und ihre Verwendung[8]

Es gibt also weltweit genügend Nahrungsmittel, aber längst nicht alle stehen für die Bekämpfung von Hunger und Armut zur Verfügung. Auch sind regionale Unterschiede zu berücksichtigen:

- Nordamerika und Europa beherrschen noch immer den Welthandel mit ihren Agrarprodukten und bestimmen weitgehend die ökonomische, wissenschaftliche und politische Debatte in der Agrarwirtschaft.

Lateinamerika und die Karibik haben ihre Anbauflächen, teils zulasten des Regenwalds, ausgeweitet und produzieren in industriellem Maßstab wesentlich mehr Agrarprodukte als sie benötigen.

- Dagegen haben die Länder Afrikas südlich der Sahara ihre Landwirtschaft kaum verbessern können. In diesem Teil der Welt werden riesige Flächen immer noch wenig effizient genutzt. Während Kaffee, Tee und Baumwolle häufig in Großbetrieben produziert und dann exportiert werden, kämpfen Millionen von Klein- und Kleinstbetrieben auf dem Niveau der Subsistenzlandwirtschaft um ihr Überleben – meist unter schlechtesten klimatischen Bedingungen und mit einer völlig unzureichenden Infrastruktur. Viele von ihnen haben unter Kriegen und Katastrophen sowie unter schlechter Regierungsführung zu leiden.

- In Zentral- und Vorderasien sowie Nordafrika stellt sich die Lage wiederum anders dar: Hier dominiert der Mangel an Wasser und fruchtbaren Böden. Die Wüste dehnt sich aus. Viele Länder sind deshalb von Nahrungsimporten abhängig, auch wenn einige Länder über Ressourcen wie Erdöl und andere Bodenschätze verfügen.
- Die Region Ost- und Südasien mit Pazifik zeichnet sich durch einen hohen Bevölkerungsreichtum aus und hat ihre Nahrungsproduktivität durch die Intensivierung der Landwirtschaft enorm gesteigert. Mehr als 80 Prozent der Bäuerinnen und Bauern dieser Welt sind hier beheimatet. Hier ist die Armut am weitesten zurückgegangen, doch das Wachstum trägt auch zu einer extremen Nachfrage nach Rohstoffen bei, um die immer schneller wachsende Stadtbevölkerung zu versorgen.[9]

Kleinbauern auf dem globalen Markt

»Der Hunger muss vor Ort überwunden werden«, resümiert der Weltagrarbericht und betont, dass 70 Prozent der Hungernden auf dem Land leben – als Klein- und Subsistenzbauern, Hirten, Fischer, Landarbeiter und Landlose. Sie hängen unmittelbar von der lokalen Bodennutzung ab, können sich aber oft nicht nachhaltig ernähren. Wer ernährt die Welt? Sind es nun die vielen Millionen kleiner Agrarbetriebe in den Ländern des Südens oder das Agrobusiness im Norden mit seinen Hochertragssorten?

Die Erfahrungen in der Förderung kleinbäuerlicher Landwirtschaft haben in den letzten Jahren gezeigt, dass deren Kapazitäten längst nicht erschöpft sind. Es gibt ein erhebliches Potenzial zur Erhöhung der Nahrungsproduktion in Entwicklungsländern. Diese Chance war über Jahrzehnte vernachlässigt worden, weil man davon ausging, die globalen, deregulierten Märkte würden einen ausreichenden Anreiz für die heimische Agrarproduktion darstellen. Es wurde auf makroökonomische Entwicklung gesetzt und nicht in kleinbäuerliche Produktionsbetriebe investiert. Das Versäumnis

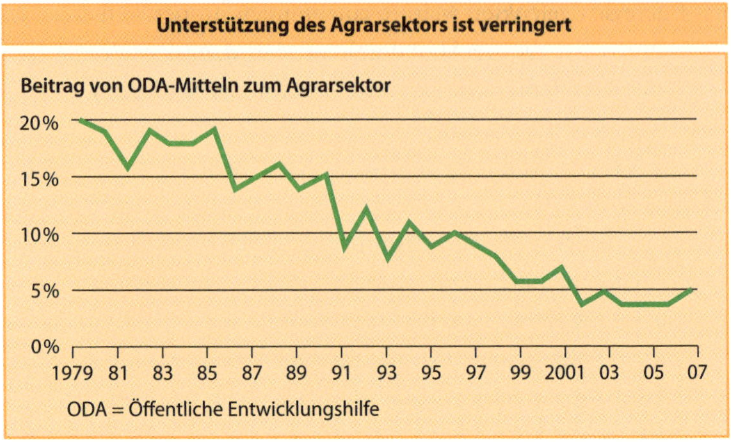

Abbildung 19 Rückgang der öffentlichen Entwicklungszusammenarbeit (ODA) für die Landwirtschaft[10]

liegt nicht nur bei den nationalen Regierungen. Auch die internationale Gemeinschaft hat jahrzehntelang die Landwirtschaft und ländliche Entwicklung vernachlässigt und Investitionen in diesen Sektor in den letzten zwanzig Jahren verringert (siehe Abbildung 19).

Durch Agrarsubventionen der Industrieländer waren die Weltmärkte mit wettbewerbsfähigen Billigprodukten gut versorgt, sodass die nationale und lokale Produktion von Nahrungsmitteln immer unattraktiver wurde. Stattdessen wurde importiert. Dieses Überangebot führte nicht nur dazu, dass sich die Ernährungsgewohnheiten in den Entwicklungsländern durch neue, oft wenig nährstoffhaltige Einfuhrprodukte veränderten und westliche Konsummuster immer stärker die traditionelle Ernährungsweise verdrängten. Die Veredelung von Nahrungsmitteln für den Export verschlingt auch ein Vielfaches an nicht erneuerbaren Energien, um diese Produkte herzustellen, zu verpacken und zu transportieren.

Erst jetzt, wo die Preise für Nahrungsmittel in ungeahnte Höhen gestiegen sind und Nahrungsmittel auf den Weltmärkten knapp wurden, wird diese Politik infrage gestellt.[11] Mehr denn je gilt es, die Produzenten von Nahrungsmitteln in die schwankenden, von globalen Interessen gelenkten Märkte einzubinden. In den vergangenen Jahrzehnten hat dies nicht stattgefunden und wird auch von den Landwirten nicht notwendigerweise angestrebt. Kleinbauern produzieren vorwiegend für den Eigenbedarf und gehen ungern Risiken ein, um für den Markt zu produzieren – erst recht, wenn Kommunikations- und Transportstrukturen fehlen und mögliche Absatzmärkte nicht ausreichend bekannt sind. Kleinbäuerliche Haushalte setzen lieber auf Sicherheit und erschließen sich eher zusätzliche Einkommensquellen (zum Beispiel durch Lohnarbeit). Deshalb hat auch die Förderung der Kleinbauernproduktion durch entwicklungspolitische Programme und Investitionen in den achtziger und neunziger Jahren keine nennenswerte Breitenwirkung gehabt. Neu eingeführte innovative Produkte mögen kurzfristig Erfolge erzielt haben, konnten aber oft nicht auf eine entsprechende Nachfrage und Absatzmöglichkeiten zählen. Sie waren nicht nachhaltig.

Einzelstrategien allein haben keinen Erfolg. Notwendig ist eine globale Strategie, die sowohl auf der lokalen Ebene ansetzt und dort die Potenziale kleinbäuerlicher und nachhaltiger Landwirtschaft ausschöpft als auch die notwendigen handels- und makroökonomischen Rahmenbedingungen schafft, um vorhandene Ressourcen für eine ausreichende Verfügbarkeit von Nahrungsmitteln zu nutzen.[12]

Nachernteverluste durch unsachgemäßen Umgang

Große Teile der Nahrungsproduktion gehen in Entwicklungsländern nach jeder Ernte verloren und verstärken die ohnehin hohe Unterversorgung mit Grundnahrungsmitteln in vielen Gebieten. Das gilt vor allem für die kleinbäuerlichen Betriebe in Afrika. Die Verluste liegen je nach Nahrungskultur zwischen 15 und 50 Prozent. Zum Beispiel verderben jedes Jahr 12,5 Prozent an Sorghum und Hirse sowie 22,5 Prozent der Maisernte.[13]

Verantwortlich dafür sind häufig verfrühte Ernten unreifer Produkte, die dann verderben oder weggeworfen werden. Getreide oder Feldfrüchte können auch unter starkem Regen leiden oder bei Ernte, Verladung oder Transport beschädigt oder (zum Beispiel mit Schimmel) kontaminiert werden. Solche Verluste führen zu steigenden Produktionskosten der Erzeuger, die diese als Preissteigerungen auf den lokalen Märkten an die Konsumenten weitergeben.

Einfache Technologien wie stabile Haushaltssilos zur Lagerung könnten hier bereits zu einer enormen Effizienzsteigerung der Produktion und Vermarktung führen.[14] Grundsätzlich ist der Schutz von Nahrungsmitteln vor dem Verderb oder der falschen Nachbearbeitung und Lagerung sinnvoller als der Versuch, Verluste durch eine weitere Steigerung der landwirtschaftlichen Produktion zu kompensieren. Vorsorge in dieser Richtung spart unnötige Kosten für Arbeitskräfte, Energieverbrauch und Nahrungsproduktion. Auch die Entsorgung von Nahrungsmitteln auf dem Weg von der Produktion über die Vermarktung und Verarbeitung sowie die Verschwendung von Nahrungsmitteln in Haushalten tragen dazu bei, dass nur ein Teil der angebauten Nahrung auch tatsächlich für eine gute Ernährung genutzt werden kann.

Preisdumping durch Handelspolitik und fehlgeleitete Nahrungsmittelhilfe

Eine große Rolle für die Verfügbarkeit von Nahrungsmitteln spielt auch der Handel. Der Import billiger Grundnahrungsmittel ist in den vergangenen Jahren drastisch gestiegen. In vielen Ländern schädigte er die einheimische Produktion, weil die Preise ausländischer Produkte – sei es durch Subventionierung oder aufgrund einer effizienteren Massenproduktion – meist wesentlich geringer sind. Dann lohnt sich für die einheimischen Bauern die Produktion höchstens noch für den Eigenbedarf. Ein Indiz dafür sind die immer weiter steigenden Importe (siehe Abbildung 20), die verdeutlichen, wie abhängig ein Land von ausländischen Produkten ist.

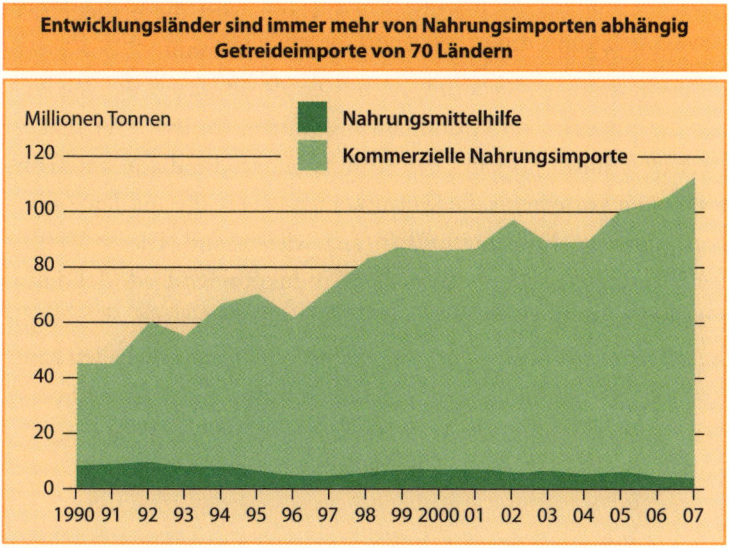

Abbildung 20 Abhängigkeit der Entwicklungsländer von Nahrungsmittelimporten[15]

Importiert werden aber nicht nur kommerzielle Produkte, sondern auch Nahrungsmittelhilfe – aufgrund multi- oder bilateraler Kooperationen und als Teil von Ernährungs- oder Gesundheitsprogrammen. Sie kann einen wichtigen Beitrag zur Versorgung eines Landes oder einer Region leisten. Sie kann extreme Nahrungsengpässe ausgleichen – zum Beispiel nach einer verlorenen Ernte, in Dürreperioden oder in anderen Katastrophensituationen – und so das Überleben von Menschen sichern. Nach Katastrophen kann sie in Beschäftigungsprogrammen über den Verteilungsansatz Nahrung gegen Arbeit (*food for work*) beim Wiederaufbau wichtige Funktionen erfüllen und dabei helfen, Menschen vor unfreiwilliger Migration oder dem Verkauf ihrer Vermögenswerte zu bewahren.

Dennoch hat Nahrungsmittelhilfe auch Nachteile. Wird die Nahrungsmittelhilfe falsch eingesetzt (zum Beispiel zu Erntezeiten, wenn sie mit lokal produzierten Nahrungsmitteln konkurriert), kommt es zu einem Preisdumping. Dann wird die einheimische Produktion eingestellt, weil sie sich nicht mehr lohnt.

Die betroffenen Regierungen müssen also abwägen, ob eine Politik, die Importe von Grundnahrungsmitteln fördert, eher schadet oder eher nützt. So kann die Einfuhr billiger Produkte kurzfristig zwar auch Vorteile für die Konsumenten haben, die auf den Zukauf von günstigen Nahrungsmitteln angewiesen sind. Dieser Wettbewerbsvorteil gegenüber der lokalen Produktion wird jedoch kontraproduktiv, wenn die Nahrungsmittelpreise wieder steigen und die Agrarwirtschaft nicht sofort auf Eigenproduktion umschalten kann, um wettbewerbsfähige Produkte zu erzeugen. Eine Investition in den nationalen Agrarsektor ist langfristig die bessere Lösung für die Volkswirtschaft.

Zugang zu Nahrungsmitteln und Preisspiralen

Für die Bevölkerung, die kein Land besitzt, ist der Zugang zu Nahrungsmitteln auf den lokalen Märkten besonders wichtig. Dafür müssen genügend Einkommen beziehungsweise Erwerbsmöglichkeiten zur Verfügung stehen. Die Nahrungsmittelpreiskrise im Jahr 2008 führte zu einer extremen Verschärfung der ökonomischen Lage in mehr als 30 Ländern. Wenn Grundnahrungsmittel teurer werden, sind schnell diejenigen Volkswirtschaften und Regionen betroffen, in denen sich die Menschen keine Lebensmittel mehr leisten können, weil sie bereits am unteren Ende der Einkommensskala angekommen sind. Dann führen schon geringe Preissteigerungen bei Ernährung, Energie oder Transport zu gravierenden Engpässen. Das zieht Proteste, vor allem der urbanen Unter- und Mittelklassen, nach sich.[16]

Obwohl sich die Nahrungsmittelpreiskrise inzwischen entspannt hat und die Bilder über Hungerrevolten aus den Medien verschwunden sind, hält der Trend der Verteuerung an. Die Preise für wichtige Grundnahrungsmittel lagen 2009/2010 deutlich über dem

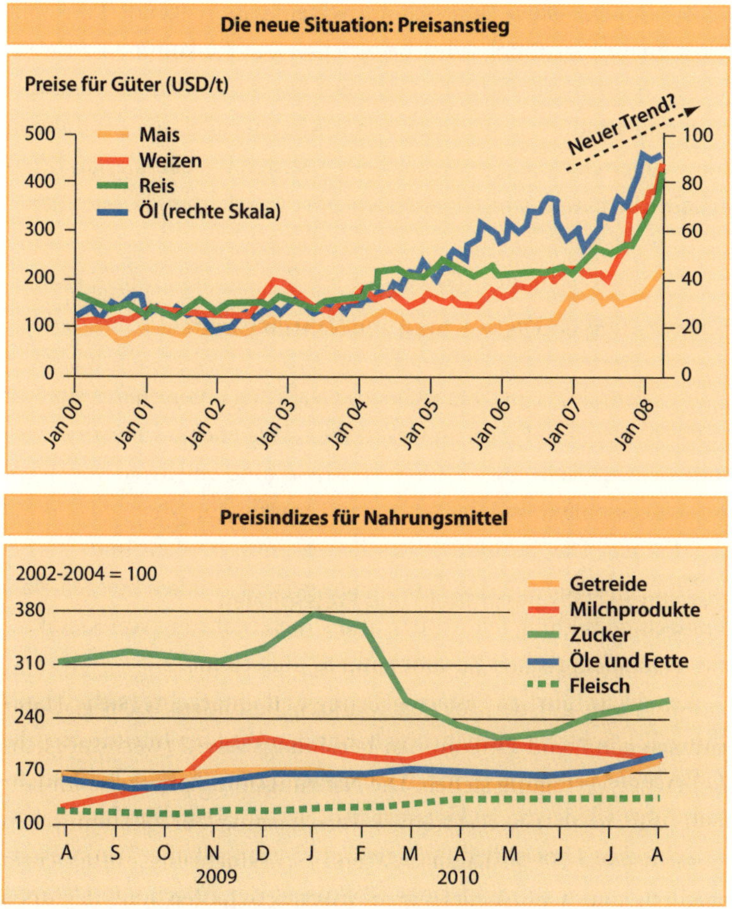

Abbildung 21 Preissteigerungen für Grundnahrungsmittel[17]

Durchschnittsniveau der Jahre 2002 bis 2004. Mitte des Jahres 2010 stiegen die Preise für Zucker, Getreide sowie Öle und Fette in kürzester Zeit wieder stark an (siehe Abbildung 21). Das belastet vor allem die armen Haushalte, da die steigenden Kosten nicht etwa durch Einkommenssteigerungen kompensiert werden. Die stockende Nachfrage nach Nahrung in den einkommensschwachen Regionen bremst den Anreiz zur Nahrungsmittelproduktion – eine weitere Negativspirale.

Zusammengefasst lässt sich also sagen, dass steigende Preise für Grundnahrungsmittel selbst bei wachsenden Einkommen zu weltweiter Nahrungsunsicherheit führen. Die sinkenden Getreidevorräte und Produktionsverluste durch Klimawandel, die Produktion von Agrartreibstoffen sowie die hohen Kosten für Energie, landwirtschaftliche Betriebsmittel und Transport verschärfen die Situation.

Verwendung und Verwertung von Nahrungsmitteln

Wenn Menschen trotz ausreichender Nahrung unterernährt sind, ist dafür häufig ein Mangel an Gesundheit, Hygiene und Fürsorge verantwortlich (siehe Box 8). Solche Missstände entstehen vor allem aus Unwissenheit und der fehlenden Ermächtigung (*empowerment*) der Frauen. Das beeinflusst das Ernährungsverhalten und die Ernährungssituation in den Familien insgesamt. Studien belegen, dass mangelnde Bildung der Mütter und Unterernährung von Kleinkindern einen deutlichen Zusammenhang aufweisen.[18]

Krankheit führt zu Unterernährung und umgekehrt (siehe Abbildung 22). Schlechte Ernährung bahnt den Weg für Infektionen, die schlechtere Verwertung von Nährstoffen (zum Beispiel bei Durchfall) führt wiederum zu Unterernährung – ein Teufelskreis.

Schlechte Umweltbedingungen, etwa mangelhafte Trinkwasserqualität, tragen zu mindestens 50 Prozent der Folgen von Unterer-

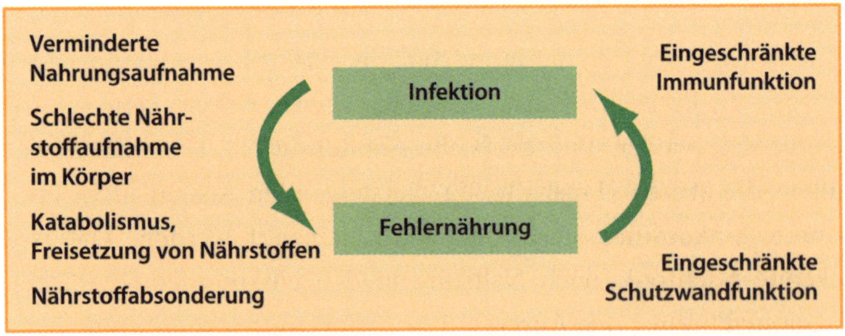

Abbildung 22 Wechselwirkungen zwischen Infektionen und Ernährung[19]

Box 8

Unterernährung trotz Nahrungsangebot[20]

- Schwangere und stillende Mütter decken oft nicht den erhöhten Bedarf an Nahrungskalorien und nehmen zu wenig Proteine für das Wachstum ihres Kindes auf. Sie leiden nicht nur unter Stress, sondern oft auch unter unbehandelten Infektionen (auch sexuell übertragenen Krankheiten). All dies führt in der Summe zu einem geringen Geburtsgewicht.
- Viele Mütter haben zu wenig Zeit, sich angemessen um ihre Kinder zu kümmern, wenn sie erneut schwanger sind. Sie sorgen nicht ausreichend für sich und ihre eigene Gesundheit.
- Mütter nutzen häufig aus Unkenntnis die erste Muttermilch (Kolostrum) nicht, obwohl sie sich besonders positiv auf das Immunsystem des Neugeborenen auswirkt.
- Stillende Mütter geben ihrem Säugling zu früh Beikost, obwohl die Muttermilch mindestens bis zum sechsten Lebensmonat ausreicht und Stillen nicht nur der beste Schutz vor Infektionen ist, sondern positive gesundheitliche Weichenstellungen für das gesamte Leben bewirkt (zum Beispiel Schutz vor Übergewicht und Diabetes).
- Ingesamt wird in den ersten 24 Monaten dem Kleinkind zu wenig angemessene Nahrung verabreicht: Entweder ist die Nährstoffdichte zu gering oder der Energiewert oder die Zusatznahrung wird zu spät eingeführt.
- Frauen und Kinder haben einen speziellen Bedarf an Mikronährstoffen oder Protein, dem häufig nicht entsprochen wird.
- Eltern wissen oft nicht, wie Kinder bei Krankheiten (zum Beispiel Durchfall) zu ernähren sind.
- Aufgrund unzureichender hygienischer Verhältnisse werden leicht Bakterien und Parasiten von Erwachsenen auf die Kinder übertragen.

nährung bei. In Kombination mit Unkenntnis über die korrekte Zubereitung von Nahrungsmitteln führt das zu Krankheiten. Parasiten und andere Erreger im Wasser sind für Säuglinge und Kinder die größte Gefahr, an schwerer Unterernährung zu erkranken und durch chronische Infektionen irreversible Wachstumsschäden zu erleiden, weil die aufgenommene Nahrung nicht ausreichend verwertet werden kann. Fehlen gleichzeitig die Gesundheitsdienste und entsprechende Versorgungseinrichtungen zur schnellen Bekämpfung von Infektionen, stellen sich frühzeitig Entwicklungsschäden ein.

Durchfallerkrankungen (Diarrhoe) sind die meistverbreitete Infektionskrankheit und weltweit ein zentraler Faktor für Unterernährung und Tod von Kindern. Jedes Jahr sterben daran 1,5 Millionen Kinder.

HIV und AIDS

Auch HIV und AIDS stehen mit der Ernährung in enger Wechselwirkung. Vor allem in Afrika steigt die Zahl der Menschen, die mit dem Virus leben müssen, stetig an, insbesondere südlich der Sahara (siehe Abbildung 23).

Unter den HIV-Infizierten und AIDS-Erkrankten ist ein Großteil bereits arm und unterernährt, was den Zustand ihres angegriffenen Immunsystems noch weiter verschlechtert. Die HIV-Positiven sind oft appetitlos, nehmen deshalb weniger Nahrung auf und ihr Körper

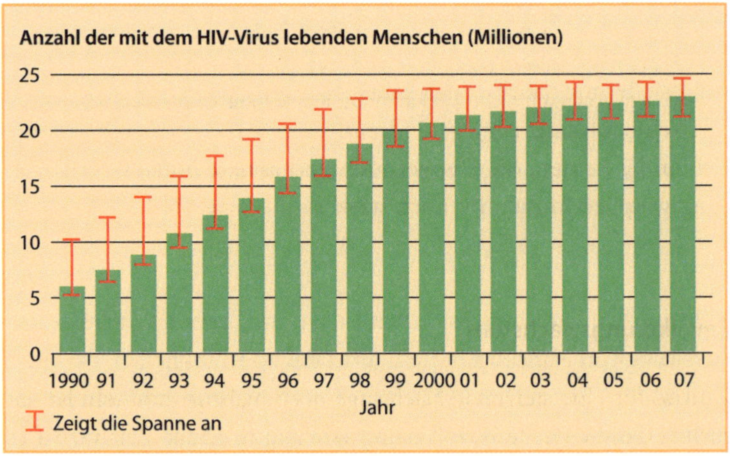

Abbildung 23 Geschätzte Zahl der Personen mit HIV in Subsahara-Afrika, 1990-2007[21]

absorbiert die Nährstoffe nicht ausreichend. Gleichzeitig haben HIV-/AIDS-Kranke aber einen höheren Energiebedarf, um ihren geschwächten Immunstatus zu kompensieren und die Wirksamkeit ihrer Medikamente zu erhöhen. HIV-/AIDS-Erkrankte fallen außerdem im Arbeitsprozess häufiger aus und benötigen dann Unterstützung ihrer Familien – diese Ressourcen gehen der Ernährungssicherung verloren.[22]

Ob das Nahrungsangebot auch angemessen verwertet wird, hängt also vor allem von der richtigen Verwendung im Haushalt und dem Gesundheitszustand des Menschen ab und steht mit dem Ernährungsstatus in enger Wechselbeziehung.

Globale Vernetzungen

Hunger und Unterernährung sind nur dann in den Griff zu bekommen, wenn die Dynamik weltweiter Vernetzungen berücksichtigt wird. Dazu zählen langfristig wirkende Faktoren wie das Bevölkerungswachstum oder der Klimawandel, aber auch konjunkturelle Einflüsse: Naturkatastrophen, Energie- und Finanzkrisen oder Kriege. Zahlreiche Staaten haben keine kompetente und verlässliche politische Führung. In der Folge wurden Landwirtschaft und Ernährungssicherung jahre- oder jahrzehntelang vernachlässigt. Wenn hier keine substanziellen Veränderungen erzielt werden, treffen neue Krisen die Armen, die Hungernden und andere anfällige Bevölkerungsgruppen in Zukunft noch stärker.

Bevölkerungswachstum

Zentral für eine steigende Nachfrage nach Nahrungsmitteln ist natürlich das weltweite Bevölkerungswachstum. Lange Zeit verlief es nur langsam: Es dauerte mehrere tausend Jahre, bis um das Jahr 1800 herum eine Milliarde Menschen die Erde bevölkerten. Doch

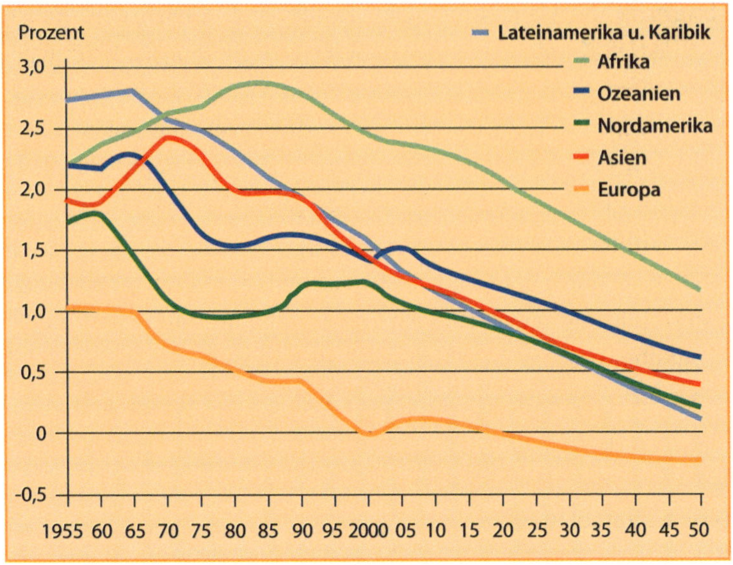

Abbildung 24 Sinkende Wachstumsraten der Bevölkerung[23]

dann explodierten die Zahlen: Lebten im Jahr 1900 1,6 Milliarden Menschen auf der Welt, waren es 1987 bereits 5 Milliarden. Nur zwölf Jahre später – 1999 – wurden es 6 Milliarden. Ende 2011 werden es voraussichtlich 7 Milliarden sein. Die achte Milliarde ist vermutlich im Jahr 2024 erreicht (DSW 2010). Die Zunahme der Weltbevölkerung bleibt also rasant, auch wenn die Wachstumsraten der Bevölkerung in allen Weltregionen sinken (siehe Abbildung 24).
Die meisten Menschen leben in Asien (60 Prozent der Weltbevölkerung), gefolgt von Afrika (15 Prozent), Europa (11 Prozent), Lateinamerika (9 Prozent) und Nordamerika (5 Prozent) (siehe Abbildung 25 und Tabelle 1).

Wohin führt der Weg? Die jüngsten Prognosen gehen davon aus, dass im Jahr 2050 knapp 9,5 Milliarden Menschen auf der Welt leben werden. Nahezu der gesamte Zuwachs wird in Entwicklungsländern und hier insbesondere in den am wenigsten entwickelten Ländern stattfinden. Während sich also in Afrika die Bevölkerung bis zur Mitte des Jahrtausends verdoppeln wird, nimmt die Zahl der

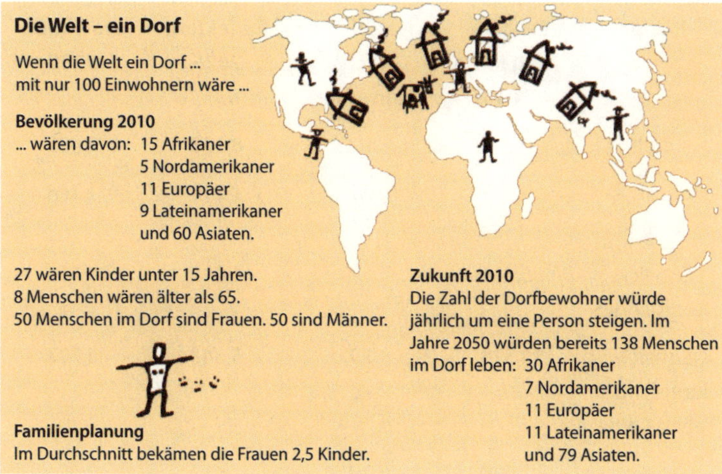
Die Welt – ein Dorf
Wenn die Welt ein Dorf ...
mit nur 100 Einwohnern wäre ...
Bevölkerung 2010
... wären davon: 15 Afrikaner
5 Nordamerikaner
11 Europäer
9 Lateinamerikaner
und 60 Asiaten.
27 wären Kinder unter 15 Jahren.
8 Menschen wären älter als 65.
50 Menschen im Dorf sind Frauen. 50 sind Männer.
Familienplanung
Im Durchschnitt bekämen die Frauen 2,5 Kinder.
Zukunft 2010
Die Zahl der Dorfbewohner würde jährlich um eine Person steigen. Im Jahre 2050 würden bereits 138 Menschen im Dorf leben: 30 Afrikaner
7 Nordamerikaner
11 Europäer
11 Lateinamerikaner
und 79 Asiaten.

Abbildung 25 Fakten und Zahlen zur Weltbevölkerung[24]

Europäer bis zu diesem Zeitpunkt um etwa 20 Millionen ab. Ungefähr 70 Prozent der Weltbevölkerung werden in städtischen Gebieten leben (heute sind es knapp 50 Prozent).[25]

Bisher haben – weltweit gesehen – die Zuwächse der Nahrungsmittelproduktion mit dem Bevölkerungswachstum Schritt gehalten. Obwohl bis zum Jahr 2050 ein Drittel Menschen mehr zu ernähren sein wird, ist die FAO vorsichtig optimistisch, dass dies auch so bleibt. Eine erhöhte Nachfrage durch steigende Einkommen und sich wandelnde Ernährungsmuster werden dabei einen Produktionszuwachs von Nahrungs- und Futtermitteln um 70 Prozent gegenüber heute erforderlich machen. Das zumindest sind die auf Hochrechnung basierenden Prognosen.

Treffen sie zu, dann wird die jährliche Getreideproduktion von heute 2,1 Milliarden auf 3 Milliarden Tonnen anwachsen müssen, die Produktion von Fleisch von 270 auf dann 470 Millionen Tonnen. Um diese Zuwächse erreichen zu können, sind positive Rahmenbedingungen und hohe Investitionen in die landwirtschaftliche Produktion – geschätzte 83 Milliarden US-Dollar jährlich – notwendig. Doch die landwirtschaftlichen Flächen können nicht beliebig ausge-

Region	Bevölkerung Mitte 2010	Natürliche Wachstumsrate	Projektion 2025	Projektion 2050
Welt	6,892	1,2	8,108	9,485
Industrieländer	1,237	0,2	1,290	1,346
Entwicklungsländer	5,656	1,4	6,819	8,159
Entwicklungsländer ohne China	4,318	1,7	5,343	6,722
Afrika	1,030	2,4	1,412	2,084
Lateinamerika und Karibik	585	1,3	668	729
Nordamerika	344	0,6	391	471
Europa	739	0,0	747	720
Asien	4,157	1,2	4,845	5,424

Tabelle 1 Bevölkerungsprojektionen (in Milliarden)[26]

weitet werden. Die Zuwächse müssen also vor allem in Entwicklungsländern und über Produktivitätssteigerung erfolgen.[27]

Es gibt eine Reihe ernst zu nehmender Stimmen,[28] die eine zukünftige Nahrungskrise durchaus für möglich halten und – entgegen positiver Prognosen – auf sinkende Produktivitätszuwächse, Einflüsse des Klimawandels und Nutzungskonkurrenz auf landwirtschaftlichen Flächen verweisen. Eine solche Krise würde besonders die importabhängigen Länder und die Armen treffen. Nicht nur quantitative Produktionssteigerungen, sondern auch ein qualitativer Wandel und eine effizientere Nutzung vorhandener Nahrungsmittel sind nötig: Die Produktion und Verteilung von Nahrungsmitteln muss unempfindlicher gegenüber natürlichen und menschengemachten Krisen und nachhaltiger werden sowie bestehende Ungleichgewichte in der Verteilung besser ausgleichen.

Produktion und optimale Nutzung ausreichender Nahrungsreserven für alle Menschen werden also durchaus zu einer neuen Herausforderung. Über Jahrzehnte galt das Welternährungsproblem vor allem als eine Frage des gerechten Zugangs aller Menschen zu einem insgesamt ausreichenden Nahrungsangebot. Es könnte jedoch zukünftig zu einem Problem ausreichender Verfügbarkeit von Nahrungsmitteln werden. Diese Gefahr wird die nationalen und internationalen Akteure der Landwirtschaftsentwicklung zunehmend beschäftigen.

Weltweiter Klimawandel

Der Klimawandel (siehe Definition in Box 9) hat weltweit enorme Auswirkungen auf Ressourcen und Lebensbedingungen – und damit auch auf Nahrungs- und Ernährungssicherheit.[29]

Direkt wirkt der Klimawandel auf Erträge, Pflanzenkrankheiten und Bodenfruchtbarkeit, indirekt auf wirtschaftliches Wachstum, Einkommensverteilung und die Nachfrage nach landwirtschaftlichen Produkten. Da Temperatur und Niederschläge die Produktionsfaktoren Boden und Wasser beeinflussen, außerdem steigende Meeresspiegel und extreme Wetterlagen hinzukommen, werden massive Veränderungen in der Nahrungsmittelproduktion erwartet.

Box 9

Klimawandel – Definition des IPCC[30]

Laut *Intergovernmental Panel on Climate Change* (IPCC) bezeichnet der Begriff eine Veränderung des Klimas, die – sei es durch natürliche Variabilität oder als Ergebnis menschlicher Aktivität – für Dekaden oder länger bestehen bleibt. Identifiziert wird er durch eine Veränderung des Mittelwerts oder bestimmter Variablen.

Auch wenn sich das landwirtschaftliche Ertragspotenzial global gesehen durch den Klimawandel kaum verändern soll,[31] sieht die Situation regional anders aus. Afrika, einer Region, die schon heute mit schwierigen klimatischen Anbaubedingungen zu kämpfen hat, drohen durch Trockenheit Ernteeinbußen bis zu 50 Prozent bereits innerhalb der nächsten zehn Jahre. Auch für Zentral- und Südasien sowie für Lateinamerika werden in diesem Zeitraum regional Ernterückgänge von rund 30 Prozent erwartet. Je nach Temperaturanstieg, Art der Feldfrucht und Breitengrad kann es punktuell auch zu Produktionssteigerungen kommen: In mittleren und hohen Breitengraden sollen die Getreideerträge (bei mittlerer Erwärmung um ein bis drei Grad Celsius) leicht ansteigen – jenseits davon aber sinken.

Regional bedroht der Klimawandel die Existenz von Milliarden von Menschen, denn er erschwert den Zugang zu Nahrungsmitteln: Durch die geringere landwirtschaftliche Produktivität wird das Angebot sinken und die Nahrungsmittelpreise werden ansteigen. Außerdem wird die Verwertung der Nahrung durch Krankheiten (zum Beispiel Verbreitung von Erregern) beeinträchtigt werden.

Nach Schätzungen steigt die Zahl der von Hunger bedrohten Personen durch den Klimawandel bis zum Jahr 2050 um 10 bis 20 Prozent. Es werden 21 Prozent (24 Millionen) mehr unterernährte Kinder erwartet. Arme Menschen werden besonders betroffen sein, weil für die Mehrheit von ihnen Land- und Viehwirtschaft sowie Fischerei die wichtigsten Einkommens- und Nahrungsmittelquellen sind.

Der Anstieg des Hungers könnte um mindestens 5, vielleicht sogar bis zu 50 Prozent verringert werden, wenn die Landwirtschaft den veränderten Bedingungen angepasst würde, zum Beispiel die Anbauzeiten sich veränderten oder optimale Bewässerungssysteme errichtet würden. Generell aber gilt auch hier, dass die Ursache direkt bekämpft werden sollte: Maßnahmen gegen den Klimawandel sind eine Investition in die Zukunft zur Sicherung der Welternährung.

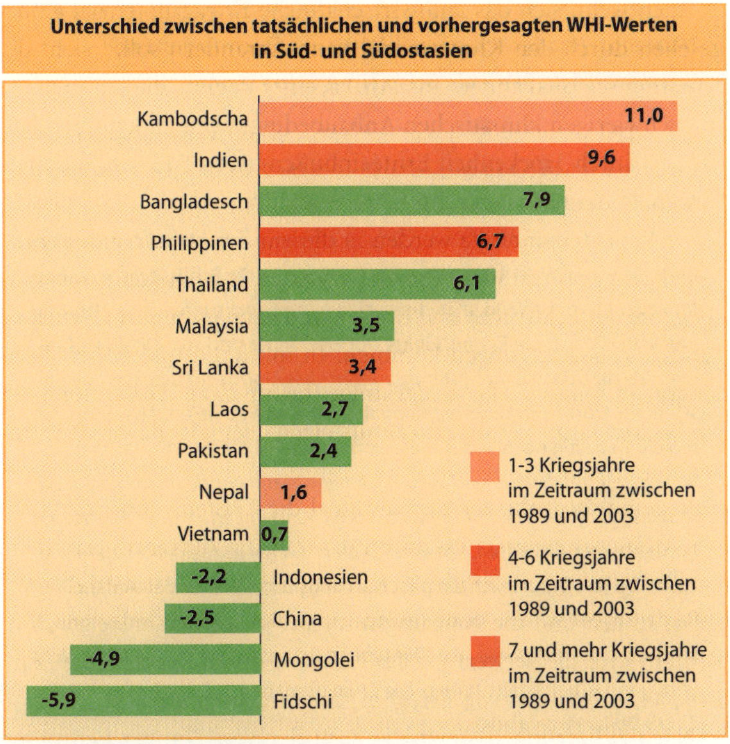

Abbildung 26 Kriege und Auswirkungen auf Nahrungs- und Ernährungsunsicherheit in Süd- und Südostasien[32]

Kriege und Konflikte

Hunger führt zu Konflikten (siehe Kapitel 2), und Konflikte verstärken den Hunger. Märkte in Kriegsgebieten funktionieren häufig nicht mehr oder sind unsicher. Felder, Ernten und Transportwege werden zerstört, Vieh getötet. Dünger und Maschinen werden knapp, wirtschaftliche Produktionsanreize fehlen. Arbeitskräfte werden knapp, wenn Mord, Vertreibung und Truppenrekrutierung den Alltag bestimmen. Krisenländer oder auch solche, die gerade einen bewaffneten Konflikt überstanden haben, weisen im Verhältnis zu ihrem Bruttoinlandsprodukt oft einen schlechteren Welt-

Box 10

Nahrungs- und Ernährungssicherheit von Flüchtlingen und Binnenvertriebenen – ein Beispiel aus Sierra Leone[33]

Die 55-jährige Fatmata Gojo aus Simbaru-Tawahun im Kenema Distrikt erinnert sich mit Schrecken an den Krieg 1991 bis 2002 und den schwierigen Neuanfang danach:

»Als der Krieg in die Nähe unseres Dorfs kam, versteckte sich unsere Familie nachts im Wald in der Nähe des Dorfs. Wenn die Schüsse nicht aufhörten, blieben wir im Wald, manchmal eine ganze Woche lang, ohne Nahrung und ohne Schutz vor Regen. Einige Dorfbewohner sind so im Wald verhungert. Als die Schüsse aufhörten, glaubten viele Dorfbewohner, dass sie nun sicher ins Dorf zurückzukehren können, um Essen zu holen. Allerdings waren die Rebellen noch in der Nähe und überfielen die Rückkehrer. Viele haben sie getötet, andere entführt. Auch mein Mann wurde umgebracht. Daraufhin flüchtete ich mit meinen sechs Kindern zu meiner Mutter im benachbarten Chiefdom. Vor zehn Jahren bin ich in mein Dorf zurückgekehrt. Damals brachte ich ein paar Nahrungsmittel mit für den Anfang. Außerdem haben wir eine kleine Kakaoplantage, die uns etwas Geld einbringt. Doch es fällt mir schwer, die Plantage in Schuss zu halten, weil wir nicht genügend Arbeitskräfte haben. Die Ernte ist mager, der Verdienst von etwa 27 US-Dollar im Jahr auch.«

hunger-Index auf (siehe Abbildung 26) als Länder ohne solche Konflikte.

Zugang zu Land war zum Beispiel eine wichtige Forderung der Rebellen in den Bürgerkriegen Mittelamerikas – als Folge lang andauernder Nahrungsmittelkrisen. Die Kontrolle über Land und Wasser steht im Zentrum der kriegerischen Auseinandersetzungen im Sudan.[34] Flüchtlinge und Vertriebene verstärken das Konfliktpotenzial. Jährlich sind rund 42 Millionen Menschen innerhalb ihres eigenen Landes (27 Millionen Binnenvertriebene) oder über die Grenzen hinweg (15 Millionen Flüchtlinge) auf der Flucht.[35] Ein Beispiel aus Sierra Leone (siehe Box 10) verdeutlicht, was eine solche Situation für die Nahrungs- und Ernährungssicherheit der Betroffenen bedeutet.

In den von Krisen und Konflikten betroffenen Bevölkerungsgruppen ist Unterernährung vor allem in den akuten Phasen kriegerischer Auseinandersetzungen besonders häufig, zeigen Daten des Ernährungskomitees der Vereinten Nationen (UN SCN). Landminen als Erbe von Kriegen und Konflikten bleiben auch im Wiederaufbau ein massives Hindernis für die Nahrungs- und Ernährungssicherung. Die verminten Flächen sind für landwirtschaftliche und andere produktive Nutzung zunächst unbrauchbar.

Hilfeleistungen für Betroffene müssen so geplant und umgesetzt werden, dass sie bestehende Konflikte nicht weiter anheizen oder gar neue auslösen. Der unter dem Schlagwort *do no harm* bekannt gewordene Ansatz trägt diesen Überlegungen Rechnung: So handeln zum Beispiel Organisationen in ihrem Bemühen um eine neutrale Haltung mit sämtlichen, vor Ort ansässigen oder tätigen, aufständischen, staatlichen oder sonstigen Akteuren Nahrungsmittellieferungen aus. Dabei müssen sie sich oft auf Zusagen zu freiem Geleit verlassen und dafür auch Zugeständnisse machen.[36]

Aggressive Agrarpolitik der Europäischen Union

Die landwirtschaftliche Produktion in den Ländern der Europäischen Union (EU) ist seit mehr als fünf Jahrzehnten in der Gemeinsamen Agrarpolitik (GAP) geregelt. Die Ziele dieser Politik wurden mit dem Vertrag der Europäischen Wirtschaftsgemeinschaft (EWG) von 1957 festgelegt und sind auch mit dem Reformvertrag von Lissabon seit 2009 unverändert geblieben. Nach wie vor geht es um die Steigerung der Produktivität der Landwirtschaft, eine angemessene Lebenshaltung für die landwirtschaftliche Bevölkerung, die Stabilisierung der Märkte sowie die Sicherstellung der Versorgung und angemessener Verbraucherpreise.

Die GAP wurde über die Jahrzehnte vielfältigen Anpassungen und Reformen unterzogen. Die Einführung von Marktordnungen mit Preis- und Absatzgarantien (Subventionen) für nahezu alle landwirtschaftlichen Produkte führte – zusammen mit dem technischen und biologischen Fortschritt – zu exzessiven Überschüssen. Die damit verbundenen Kosten für Aufkauf, Lagerung, Exportstützung, Nahrungsmittelhilfe und -vernichtung trieb Mitte der achtziger Jahre die Agrarausgaben der EU so in die Höhe, dass der Finanzrahmen gesprengt wurde. Mit der Einführung von Direktzahlungen an landwirtschaftliche Betriebe seit 1992 sollten die Einkommenswirkungen der Subventionen verbessert werden. Erst mit der Reform von 2003 wurden die Direktzahlungen von der Produktion entkoppelt und an die Einhaltung von Umwelt-, Tierschutz- und Lebensmittelsicherheitsstandards gebunden. Insgesamt werden heute Aspekte der Umwelt-, Entwicklungs-, Struktur- und Außenwirtschaftpolitik stärker berücksichtigt als früher.

41 Prozent des EU-Haushaltes, der 2010 rund 58 Milliarden Euro betrug, entfallen auf die GAP. Deutschland ist Nettozahler und leistet mit einem jährlichen Agrar-Nettosaldo zwischen 29 und 37 Milliarden Euro einen beachtlichen Beitrag.[37] 2013 soll die GAP im Kontext des mehrjährigen Finanzrahmens der EU für die Jahre 2014 bis 2020 neu ausgerichtet werden. Die Bundesregierung setzt sich für eine Weiterentwicklung des europäischen Landwirtschaftsmodells ein, das sich aus ihrer Sicht bewährt hat. Dieses Modell verbindet die wettbewerbsfähige Erzeugung von Lebensmitteln und nachwachsenden Rohstoffen mit Leistungen für das Gemeinwohl (zum Beispiel Aufrechterhaltung des Schutzes und der Erholungsfunktion der Landschaft und Erhaltung der natürlichen Lebensgrundlagen). Die Marktorientierung soll gestärkt, die Wettbewerbsfähigkeit gesteigert, die ressourcenschonende, nachhaltige Produktion unterstützt werden. Dem Wunsch der deutschen Regierung entsprechend soll die GAP einer Konsistenz- und Kohärenzprüfung unterzogen werden, um ihre Rolle bei der Bewältigung neuer Herausforderungen, zum Beispiel im Kontext von Welternährung und den Millenniumsentwicklungszielen, bewerten zu können.[38]

Diese Verhandlungsposition wird massiv kritisiert.[39] Ein Aktionsbündnis aus 14 national und international tätigen Organisationen unter dem Dach des Forum Umwelt und Entwicklung hält sie aus bäuerlicher, Umwelt- und Entwicklungsperspektive für ungeeignet, um der globalen Verantwortung der EU als größtem Akteur auf dem Weltagrarmarkt gerecht zu werden. Exportsubventionen und Produktdifferenzierungen auf Teilmärkten, so die Argumentation, führten zu einem erheblichen Druck auf die Weltagrarmärkte, der – im Zusammenwirken mit den derzeit geltenden handelspolitischen Regelungen (siehe nachfolgender Abschnitt) – arme Kleinbauern um ihre Existenz bringe und damit Hunger und Armut in vielen Entwicklungsländern verschärfe.

Handelshemmnisse verzerren den Wettbewerb

Die Kontroverse um Nutzen und Schaden von Freihandel oder Protektionismus begleitet die Weltgemeinschaft seit Jahrzehnten. Sie war Streitthema in diversen internationalen Handelsrunden – etwa bereits im Rahmen des Allgemeinen Zoll- und Handelsabkommens von 1947 (GATT) und seit 1995 im Rahmen der Welthandelsorganisation (WTO). Diese globalen handelspolitischen Regelungen begünstigen immer noch die Landwirtschaft im industrialisierten Norden. Mit der Doha-Entwicklungsrunde vom November 2001 rückten erstmals die Bedürfnisse und Interessen der Entwicklungsländer stärker ins Zentrum der Diskussionen (siehe Box 11). Allerdings führten jahrelange Verhandlungen noch immer nicht zu einem entsprechenden Abkommen.

Multilaterale Handelsabkommen können die Ernährungssicherung gefährden. Weil die bisherigen Regelungen Subventionen für die Landwirtschaft sowie Exportkredite, Staatshandelsunternehmen und Nahrungsmittelhilfe zulassen, die landwirtschaftlichen Zölle überdies niedrig sind, hindern sie Entwicklungsländer daran, ihre eigene Produktion zu schützen und zu erhöhen. Die Produzenten dieser Länder haben keine Möglichkeit, sich dagegen zur Wehr zu setzen.[40]

Box 11

Agrarverhandlungen im Rahmen der WTO – Interessen der Entwicklungsländer[41]

Die zentralen Verhandlungsthemen sind:

- weiterer Abbau der internen Marktstützung,
- vollständige Abschaffung aller Exportsubventionen und
- weitere Marktöffnung durch Zollabbau.

Grundsätzlich besteht Einigkeit darüber, dass Entwicklungsländern geringere Abbauverpflichtungen auferlegt und längere Übergangsfristen in der Neuregelung ihrer Handelspolitik eingeräumt werden. Die am wenigsten entwickelten Länder sollen von allen Verpflichtungen ausgenommen bleiben. Sie erhalten freien Zugang zu den Märkten in allen Industrie- und Entwicklungsländern, die dazu bereit sind. Die EU tritt dafür ein, auch nicht handelsbezogene Aspekte (wie Verbraucher-, Umwelt- und Tierschutz) in einer neuen Vereinbarung zu berücksichtigen. Außerdem hat sie sich bereits Ende 2005 bereit erklärt, ihre Exporterstattungen vollständig abzubauen, wenn andere Verhandlungspartner Vergleichbares tun.

Ein Abschluss der WTO-Verhandlungen ist allerdings wegen vieler unterschiedlicher Auffassungen der Verhandlungspartner – unter anderem im Agrarbereich – nicht abzusehen.

Als Reaktion auf die Nahrungsmittelpreiskrise haben eine Reihe von Ländern Exportbeschränkungen für ihre eigene Produktion verhängt und die Preise reglementiert. Andere Länder bauten Importschranken ab. Kurzfristig helfen solche Eingriffe den Verbrauchern, mittel- und langfristig jedoch können sie sich negativ auswirken: Sie verringern die internationalen Handelsmengen, machen die Preise anfälliger für Schwankungen und bremsen die lokale Produktion. Sie untergraben – ähnlich wie die Handelsverzerrungen reicher Staaten gegenüber den Entwicklungsländern – einen möglichen Nutzen von Freihandel.[42]

Subventionierte Exporte aus der EU und den USA überschwemmen heimische Märkte in Afrika, Asien oder Lateinamerika. Zum Beispiel ist in Haiti oder in Westafrika importierter Reis billiger als

Subventionierte Milchexporte nach Burkina Faso und Kamerun[43]

Box 12

Der Verbrauch von Milchprodukten steigt weltweit, auch in denjenigen Entwicklungsländern, die bisher wenig Milch konsumiert haben. Der Bedarf wird teilweise durch den lokalen Markt, teilweise durch Importe gedeckt. Dabei bedroht Milchpulver aus Europa und den USA den Aufbau einer lokalen Milchwirtschaft und lokaler Märkte, zum Beispiel in Burkina Faso und in Kamerun.

Neben Milchpulver werden in Burkina Faso auch gesüßte und ungesüßte Kondensmilch, Joghurt sowie Käse und Butter aus der EU importiert. Die erheblichen Preisunterschiede zwischen den günstigeren importierten und den teureren lokal hergestellten Produkten schwächen langfristig den Aufbau einer lokalen Milchindustrie: Das unzureichende Einkommen lokaler Produzenten verhindert Investitionen in eine für die ganzjährige Milchproduktion notwendige Fütterung sowie in Molkereien, Lagerung, Kühlung und Transport. Frischmilch ist so zu einem Luxusprodukt geworden. Burkina Faso muss hohe Ausgaben für Milchimporte tätigen.

In Kamerun haben sich Kleinbauern – teilweise mit Unterstützung aus der Entwicklungszusammenarbeit – eine Existenz in der Milchproduktion aufgebaut. Milchpulverimporte gefährden sie. Zwar decken die Produzenten ihren Eigenbedarf und können ihre Produkte sowie Rinder und Dung direkt vermarkten. Doch weil zwischen Januar 2008 und April 2009 der Importpreis für Milchpulver stark sank, musste die lokale Molkerei schließen. Der Konkurs des einzigen größeren kommerziellen Abnehmers für Milch nahm den Kleinbauern den lokalen Markt.

lokal produzierter. Kritik lösten auch in den neunziger Jahren Rindfleischexporte zunächst nach Westafrika und einige Zeit später ins südliche Afrika aus. Ausländisches Milchpulver in Bangladesch, Burkina Faso und Kamerun (siehe Box 12), importierte Tomatenpaste in Ghana und Billig-Geflügelteile in Ghana, Benin, Togo und Kamerun störten die dortigen Märkte massiv. Das beeinträchtigt den Zugang zu angemessener Ernährung für die lokale Bevölkerung und verstärkt die Abhängigkeit der Importländer vom Weltmarkt.

Die Agrar- und Handelspolitik der EU misst mit zweierlei Maß: Sie schützt die eigene Landwirtschaft und Ernährungsindustrie, drängt aber mit Hilfe bi- und multilateraler Handelsabkommen die Entwicklungsländer zu einer weit reichenden Marktöffnung für europäische Agrarprodukte.[44]

Notwendig wäre deshalb, in Handelsverträge Instrumente zum Schutz gegen Massenimporte einzubauen. Solche Schutzklauseln sollten dem Gemeinwohl dienen und Aspekte wie Umweltschutz und soziale Gerechtigkeit in den Vordergrund stellen. In der Summe geht es weniger um die häufig thematisierte Debatte Freihandel versus Protektionismus, sondern um Schutz- und Steuerungsmechanismen, die eine nachhaltige Entwicklung weltweit ermöglichen.[45]

Neben diesen globalen Handelsbeschränkungen sind aber auch regionale und nachbarstaatliche Strukturen und Regelungen – zum Beispiel komplizierte und langwierige Zollabfertigungen – hinderlich für einen freieren Warenverkehr zum Nutzen möglichst vieler Produzenten und Händler. Afrika ist der zweitgrößte Kontinent der Welt, die Märkte sind jedoch klein und ein Großteil des Handels erfolgt immer noch mit nicht-afrikanischen Ländern. Lediglich 10 Prozent des Handels finden zwischen afrikanischen Staaten statt. In Südostasien macht dieser intraregionale Handel schon 50 Prozent aus, in der EU sogar 74 Prozent.[46]

Agrartreibstoffe konkurrieren um Anbauflächen

Ausgelöst durch die Energiepolitik zahlreicher Industrienationen wie auch fortgeschrittener Entwicklungsländer, die auf die Ölpreiskrise wie auf die Notwendigkeit des Klimaschutzes reagiert, haben Agrartreibstoffe, auch Biotreibstoffe genannt, in den vergangenen Jahren einen enormen Aufschwung erlebt. Ihre wirtschaftliche Förderung soll den Ersatz fossiler Brennstoffe durch nachwachsende Energieträger vorantreiben. Zu solchen landwirtschaftlichen Roh-

Agrartreibstoffe der ersten und der zweiten Generation[47]

Box 13

Treibstoffe aus Soja, Mais, Palmöl und Zuckerrohr werden als Agrartreibstoffe der »ersten Generation« bezeichnet.

Zur sogenannten »zweiten Generation« zählen pflanzliche Energieträger, die bisher eher auf dem Abfall landeten oder auf marginalen Flächen, aber auch in Holzplantagen angebaut wurden. Dazu gehören Zellulose, Lignin und andere Kohlenstoffverbindungen, die beispielsweise aus Bäumen, Gräsern und Maisstängeln gewonnen werden. Technologische Verbesserungen ermöglichen ihre intensivere Nutzung als Treibstoff. Diese Produkte stehen seltener in Konkurrenz zu Flächen für den Nahrungsmittelanbau oder zu den Nahrungsmitteln selbst. Allerdings ist bisher nicht gesichert, dass das durchaus vorhandene Potenzial auch tatsächlich erfolgreich genutzt und Schaden für die Nahrungs- und Ernährungssicherheit vermieden werden kann. Ob und wann die Agrartreibstoffe dieser zweiten Generation großflächig zum Einsatz kommen, ist genauso ungewiss wie die Antwort auf die Frage, ob sie jene der ersten Generation tatsächlich ersetzen werden. Offen ist auch, welche Konsequenzen eine solch breite Nutzung von Biomasse aller Art für Umwelt und Landwirtschaft haben wird.

stoffen und Nutzpflanzen gehören zum Beispiel Mais, Zuckerrohr, Ölpalmen und Sojabohnen oder auch Jatropha (Brechnuss).

Agrartreibstoffe zehren nicht nur an den begrenzten Ressourcen der Landwirtschaft, etwa Boden und Wasser. Sie führen auch zu einer Nutzungskonkurrenz: Produkte, die der Ernährung dienen, werden nun »verheizt«. Daneben stehen die Agrartreibstoffe auch deshalb zunehmend im Fokus der Kritik, weil ihre Bilanz an Treibhausgasen je nach Feldfrucht sehr unterschiedlich ausfällt. Vor allem, wenn man den gesamten Lebenszyklus von der Produktion bis zur Verarbeitung, einschließlich veränderter Landnutzung, berücksichtigt, befördern Agrartreibstoffe großflächige und industrialisierte Landwirtschaft in Monokulturen und die Abholzung von Regenwäldern. Sie verdrängen (Klein-)Bäuerinnen und Bauern von ihren Feldern.

Deutschland setzte im Jahr 2009 eine Nachhaltigkeitsverordnung in Kraft, die für den Biomassestrom- und Biokraftstoffbereich die

Berücksichtigung von Umwelt- und Naturschutzaspekten verlangt. Soziale Fragen und Aspekte der Ernährung werden jedoch kaum berücksichtigt. Wie sich der stark von politischen Anreizen geprägte Markt für Agrartreibstoffe entwickeln wird, ist im Moment kaum vorhersehbar. Wichtige Einflussfaktoren sind neben politischen Rahmensetzungen zukünftige Trends bei den Ölpreisen und Agrartreibstoffen der zweiten Generation (siehe Box 13).[48]

Landnahmen – *landgrabbing*

Die wachsende Nachfrage nach Agarprodukten aller Art hat in Industrie- und Schwellenländern zu einem steigenden Interesse an Landbesitz und finanziellen Beteiligungen an der Landwirtschaft in Drittländern (oft Entwicklungsländern) geführt. Neu daran ist nicht nur das Ausmaß, in dem solche Investitionen passieren, sondern auch, dass auch Regierungen als Investoren auftreten und weniger Hochpreisprodukte für den Weltmarkt (zum Beispiel Blumen und Gemüse) angebaut werden, sondern zunehmend Grundnahrungsmittel oder Energiepflanzen für die Nahrungs- oder Energiesicherung der investierenden Länder.

Trotz der unsicheren Datenbasis zu dieser Entwicklung wird deutlich, dass bereits eine Vielzahl von Investoren aus Industrie- und Entwicklungsländern nahezu überall auf der Welt an Landgeschäften beteiligt ist. Eine Studie registrierte 141 Verträge über Flächen von jeweils mindestens 5 000 Hektar in 33 Ländern, insbesondere in Afrika (95 Verträge) und Asien (30 Verträge), aber auch in Europa und Zentralasien (jeweils zehn Verträge) und Lateinamerika (sechs Verträge).[49] Viele der Verträge betreffen Flächen von mehr als 100 000 Hektar, einzelne sogar mehr als eine Million Hektar. Besonders lukrativ für Investoren scheinen Madagaskar (23 Verträge), Äthiopien (16 Verträge), Sudan (neun Verträge), Kambodscha (zwölf Verträge) sowie mit jeweils fünf Verträgen Laos und die Philippinen zu sein.

Investitionen in die ländliche Entwicklung, darüber herrscht Einigkeit, sind notwendig. Ihr Fehlen hat besonders in Afrika zu Hunger und Unterernährung beigetragen.[50] Pro und Contra solcher Investitionen, die Auswirkungen auf die wirtschaftliche, soziokulturelle und ökologische Entwicklung in den Ländern haben, werden jedoch kontrovers diskutiert.[51] Positiv wirkt es sich aus, wenn die Investitionen die Produktivität des Bodens steigern, den Zugang zu Land und Märkten verbessern, zusätzliche Arbeitsplätze in vor- und nachgelagerten Bereichen schaffen und weitere sekundäre Entwicklungsimpulse im regionalen Kleingewerbe und Dienstleistungsbereich geben. Dem gegenüber steht eine Vielzahl negativer Auswirkungen, zum Beispiel Verletzungen bestehender Landrechte. Man nennt das *landgrabbing*.

> »Es gibt kein (so genanntes) ungenutztes Land – das ist ein großer Mythos. Es gibt kein Land ohne irgendeine Form von Nutzungsrechten.«
>
> *Michael Taylor, Programm-Manager für Landpolitik in Afrika, Sekretariat der Internationalen Land Koalition*[52]

Vertragsverhandlungen sind oft intransparent und orientieren sich stark an den Interessen der Investoren. Die direkt betroffenen Nutzer des Landes, in das investiert werden soll, oft Kleinbauern und Viehzüchter ohne Lobby, sind meistens nicht an den Verhandlungen beteiligt. Sie werden ihrer formalen oder traditionellen Nutzungsrechte beraubt. Ihre Ernährungssicherung wird gefährdet. Box 14 verdeutlicht das am Beispiel Kambodscha.

Diese Kontroverse macht deutlich, dass Investitionen in Landbesitz oder -nutzung durch entsprechende politische und gesetzliche Rahmenbedingungen reguliert werden müssen sowie durch eine konsequente Kontrolle ihrer Umsetzung. Nur dann sind wichtige Voraussetzungen geschaffen, um die Potenziale solcher Investitionen auszuschöpfen und Risiken im Rahmen zu halten. Vorschläge für Prinzipien für verantwortliche Investitionen in die Landwirtschaft liegen vor.[53] Die Skepsis bleibt, ob diese tatsächlich im Sinne der Nahrungs- und Ernährungssicherung in der Welt wirken werden.

Box 14

Landgrabbing – das Beispiel Kambodscha[54]

Land, das »nicht genutzt« wird, gibt es in Kambodscha nur an Extremstandorten, beispielsweise im Hochgebirge. Wenn an ausländische Investoren vermeintlich freies Land verpachtet oder verkauft wird, so bedeutet das meist nur, dass die Landrechte nicht festgestellt oder festgeschrieben wurden. So wurden während der Zeit der Roten Khmer (1975-1979) sämtliche Kataster-Unterlagen vernichtet. Seit Anfang der neunziger Jahre ist es wieder möglich, Landtitel registrieren zu lassen. Doch nur etwa 14 Prozent der geschätzten 4,5 Millionen Anträge sind bisher bearbeitet worden. Gleichzeitig kann die Regierung nun wieder wirtschaftliche Landkonzessionen an private Investoren vergeben, um die öffentlichen Einnahmen zu erhöhen und die Entwicklung in armen ländlichen Regionen zu fördern. Die Landvergabe verlief in den meisten Fällen jedoch nicht im gesetzlichen Rahmen und mit den genannten Zielsetzungen, sondern ermöglichte einer korrupten Elite, sich privat zu bereichern. So wird geschätzt, dass bis Ende der neunziger Jahre mehr als ein Drittel der ländlichen Bevölkerung von ihrem Land vertrieben wurde, um dieses über Konzessionen neu zu vergeben. Mindestens 42 Prozent davon werden inzwischen von ausländischen Investoren gehalten.

Das führte zu Verarmung und Hunger. Besonders betroffen sind indigene Bevölkerungsgruppen: Zwar ist ihr Recht auf kollektiven Landbesitz und traditionelle Nutzung der natürlichen Ressourcen anerkannt. In der Praxis aber wird es durch die Vergabe von Forstkonzessionen und späterer Umwandlung von Waldgebieten in Plantagen immer wieder verletzt.

Spekulationen mit Nahrung

Nicht nur das Land, auch die landwirtschaftlichen Produkte sind zu attraktiven Spekulationsobjekten geworden. Zwar ist es nicht möglich, die Auswirkungen dieser Entwicklung auf die Nahrungsmittelpreiskrise und Ernährungssituation präzise zu beziffern. Doch trotz unterschiedlicher Einschätzung besteht weitgehend Einigkeit darüber, dass die Folgen beträchtlich sind.[55] Die Preise von Nahrungsmitteln sind das Ergebnis von tatsächlichem Angebot und realer Nachfrage auf den Märkten – den sogenannten *fundamentals.* Entscheidend sind aber auch fiktive Erwartungen zur Preisentwicklung und Spekulationen.

Als Spekulanten treten verschiedenste Akteure auf. Dazu gehören zum einen Akteure, deren Handeln unter normalen Bedingungen keine wesentliche Rolle spielt: Regierungen, Bauern, Haushalte, kleine Händler und andere. In der Krise können sie allerdings durchaus von Bedeutung sein. Hinzu kommen kommerzielle Händler, die sich lediglich gegen Preisrisiken absichern wollen sowie eine dritte Gruppe nicht-kommerzieller Händler, die auf kurzfristige Profite setzen: die Spekulanten.

Spekulation mit Nahrungsmitteln und Agrarrohstoffen ist kein neues Phänomen. In Form von *futures* – das sind Verträge, die erst in der Zukunft wirksam werden – sind sie als eine Art Risikoversicherung gegenüber Preisschwankungen durchaus sinnvoll und nützlich. Landwirte, kommerzielle Händler und Verarbeiter sichern reale Warentransaktionen gegen Preisänderungen in der Zukunft ab. Dadurch werden Preisrisiken tendenziell eher abgefedert als verursacht.

Ein Hebel der Nahrungsmittelpreiskrise von 2007/2008 könnte jedoch gewesen sein, dass Banken und Fondsgesellschaften aufgrund zusammenbrechender Immobilien- und Kreditmärkte nach neuen Anlageformen suchten und in den Handel mit Agrarrohstoffen eingestiegen sind. Dabei ging es vor allem um eine Diversifizierung ihrer Anlagen und kurzfristige Gewinne. Es ging nicht um tatsächliche Warentransaktionen.

Bereits Ende 2007 war der Anteil der Kaufobligationen nicht-kommerzieller Händler bei Getreide und Sojabohnen signifikant angestiegen. Im ersten Quartal 2008 war zudem das Volumen der global gehandelten *futures* und Optionen für Getreide um 32 Prozent gegenüber dem Vergleichszeitraum im Vorjahr gestiegen.[56] All das kann als Hinweis für eine »Preisblase« angesehen werden, die sich nicht durch die fundamentalen Marktgegebenheiten allein erklären lässt.[57]

Solche globalen Geldströme in die Märkte für Agrarrohstoffe, einschließlich Nahrungsmittel, sind bisher nicht reguliert und deshalb unkontrolliert. Sie erhöhen die Anfälligkeit für Preisschwankungen sowie das Risiko für Nahrungsmittelimporteure und -konsumenten mit Auswirkungen auf Millionen von Menschen.

Welche Bedrohung Spekulation für die Weltagrarmärkte weiterhin darstellt, machte der massive Anstieg der Weizenpreise Mitte des Jahres 2010 deutlich. Sie schossen auf den höchsten Stand seit 2008. Zwar wurden als Ursachen Ernteausfälle wegen Trockenheit in Russland, der Ukraine, Kasachstan und Westaustralien geltend gemacht, außerdem Überschwemmungen in Pakistan, Indien und China sowie hohe Niederschlägen in Kanada. Doch die FAO betonte, dass die Getreidereserven ausreichten, um diese Ausfälle zu kompensieren. Ursachen der Preissteigerungen auf dem Lebensmittelmarkt waren vielmehr fehlende Regulierungen, die der Spekulation den Weg bereiten.[58]

Nahrungssicherung als Stiefkind kurzsichtiger Politik

Entscheidungsträger auf globaler, nationaler und regionaler Ebene haben zwar immer wieder politische Selbstverpflichtungen und Investitionszusagen zur Stärkung der Nahrungssicherung abgegeben. Aber es ist ihnen oft nicht gelungen, diese auch einzuhalten. Die Förderung der Landwirtschaft und ländlichen Entwicklung wurde sowohl in Entwicklungsländern als auch in der staatlichen Entwicklungszusammenarbeit über viele Jahre hinweg vernachlässigt (siehe Kapitel 3).

Zum Beispiel versprachen afrikanische Staatsführer im Jahr 2003 in der Maputo-Erklärung, dass ihre Regierungen bis zum Jahr 2008 10 Prozent ihrer nationalen Staatsbudgets in die Landwirtschaft investieren würden. Nur eine Hand voll Länder (Guinea, Senegal, Burkina Faso, Malawi, Mali, Niger, Äthiopien und Ghana) hatte 2007 dieses Ziel erreicht. Solche finanziellen Zusagen scheitern, wenn sie nicht durch starke Institutionen und gute Regierungsführung unterstützt sowie zeitnah und transparent überwacht werden.[59]

Auch Förderprogramme zur Ernährungssicherung hatten national wie international eine geringe Priorität und wurden nicht ausreichend finanziert, obwohl es klare Anhaltspunkte für kurz- und langfristige Konsequenzen von Ernährungsproblemen gab. So bleiben Ernährungsfragen im Konzert vielfältiger Entwicklungsanforderungen häufig so lange unbeachtet, bis sie wirklich gravierende Formen annehmen. In vielen Ländern gibt es zudem keine Institution, die für Ernährung zuständig ist. Als multisektorale Aufgabe fällt sie oft in den Verantwortungsbereich von Landwirtschafts- und Gesundheitsministerien sowie einer Reihe anderer Organisationen. Das erschwert Planung und Koordination. Die Prioritäten von Politikern und Geberorganisationen liegen auch deshalb häufig in anderen Sektoren, weil bei der Ernährungssicherung in vielen Fällen keine schnellen Erfolge zu erwarten sind.[60]

Spätestens mit der Nahrungsmittelpreiskrise hat sich diese Situation entscheidend verändert: Viele Organisationen – nationale und internationale, staatliche und nicht-staatliche, bi- und multilaterale – haben neue Initiativen zur Nahrungs- und Ernährungssicherung gestartet. Die Notwendigkeit konzertierter Aktionen wurde erkannt. Zudem wächst der Konsens darüber, wie Programme gestaltet werden müssen, damit sie effizient sind.[61] Einige Kontroversen bleiben weiter bestehen, zum Beispiel die Frage, ob Düngemittel subventioniert werden sollten oder ob nur Kleinbauern und -bäuerinnen in den Genuss von Unterstützungen kommen sollen.[62] Eine der wichtigsten Erkenntnisse ist außerdem, dass Landwirtschaft, Ernährung, Gesundheit und Bildung in wechselseitiger Abhängigkeit stehen und in diesen Sektoren besser kooperiert werden muss, um globale Entwicklungsziele zu erreichen.[63]

Die Liste der Analysen im Kontext der Hungerkrise ist lang. Die Situation der Welternährung ist genauso bekannt wie die unbefriedigende Zwischenbilanz auf dem Weg zu den Millenniumsentwicklungszielen. Viele nationale und internationale Gremien und Akteure – traditionelle wie mit der Hungerkrise neu entstandene – haben Nahrungs- und Ernährungssicherung zu einer Priorität gemacht. Politikempfehlungen und Aktionspläne sind formuliert. Es formiert sich eine neue, globale Governance-Architektur (siehe Kapitel 9) zur Steuerung und Koordinierung der Welternährung. Ein reformiertes Komitee für Welternährungssicherheit (CFS) unter dem Dach der FAO soll sich in Zukunft – mit breiterer und besserer Beteiligung als bisher – dieser Aufgabe widmen. Diese Entwicklungen lassen hoffen, auch wenn sie noch lange keine Garantie für substanzielle Erfolge in der Hungerbekämpfung sind.

Fazit: Trotz vereinzelter Lichtblicke ist die Welternährungslage ernster denn je. Wenn die ausreichende Ernährung einer rasch wachsenden Bevölkerung gesichert werden soll, muss schnell gehandelt werden. Chancen und Risiken sind formuliert. Eng verzahnte Strategien auf nationaler und globaler Ebene sind notwendig, um die Herausforderungen zu meistern. Statt *business as usual* ist *business as unusual* nötig. Wie das aussieht und aussehen muss, wird in den nachfolgenden Kapiteln deutlich.

Teil II

Politische Maßnahmen gegen Hunger und Unterernährung

Kapitel 4

Hungerbekämpfung: eine Verpflichtung für alle

Im Fokus: soziale Gerechtigkeit

Eine angemessene Ernährung ist ein Grundbedürfnis aller Menschen. Nur wenn wir unseren Bedarf an ausgewogener Nahrung zu jedem Zeitpunkt decken können und uns gleichzeitig auch Trinkwasser, Kleidung und andere Dinge des täglichen Bedarfs zur Verfügung stehen, sind die Voraussetzungen für ein gesundes, zufriedenes und menschenwürdiges Leben erfüllt.

Dass diese Grundbedürfnisse sichergestellt werden, ist in der Regel die Aufgabe staatlicher Entwicklungs- und Sozialpolitik. Es ist

Box 15

Grundbedürfnisse in der UN-Menschenrechtskonvention von 1948[1]

Das Recht auf ein menschenwürdiges Leben und einen angemessenen Lebensstandard ist in Artikel 25 der UN-Menschenrechtskonvention von 1948 verankert:

1. »Jeder Mensch hat das Recht auf einen Lebensstandard, der ihm und seiner Familie Gesundheit und Wohlergehen sichert, einschließlich Nahrung, Kleidung, Wohnung, ärztlicher Versorgung und notwendiger sozialer Leistungen, sowie das Recht auf Sicherheit bei Arbeitslosigkeit, Krankheit, Invalidität und Verwitwung, im Alter sowie bei anderweitigem Verlust seiner Unterhaltsmittel durch unverschuldete Umstände.«
2. »Mütter und Kinder haben Anspruch auf besondere Fürsorge und Unterstützung. Alle Kinder, eheliche wie außereheliche, genießen den gleichen sozialen Schutz.«

aber auch eine humanitäre und ethische Verpflichtung der Weltgemeinschaft. Dabei geht es nicht um das Verteilen von Almosen an Bedürftige, sondern darum, Menschen dazu zu befähigen, ihre Lebensbedingungen aktiv gestalten zu können.

Seit den siebziger und achtziger Jahren ist dieser Selbsthilfeansatz Ziel internationaler Entwicklungsstrategien, besonders in einkommensschwachen Ländern. Es hatte sich gezeigt, dass die bis dahin ausschließlich auf ein Wirtschaftswachstum abzielende Entwicklungspolitik gerade die Ärmsten nicht erreichte, sondern die ökonomische und gesellschaftliche Ungleichheit verstärkte. Nun rückt die Frage der sozialen Gerechtigkeit in den Mittelpunkt, um alle gesellschaftlichen Gruppen in den Entwicklungsprozess einzubeziehen. Dazu müssen ihre Lebensbedingungen berücksichtigt werden.[2]

In vielen entwicklungspolitischen Leitlinien (BMZ, Weltbank, NRO) wird ausdrücklich darauf hingewiesen, dass die Befriedigung der Grundbedürfnisse und die Bekämpfung der Armut zentrale Ziele sind, wobei der Grundsatz »Hilfe zur Selbsthilfe« im Mittelpunkt der Strategien steht.[3] Das internationale »Sphere Project« formulierte 1998 überdies eine *humanitarian charter*, die speziell die Grundbedürfnisse von durch Kriege oder Katastrophen in Not geratenen Menschen zu sichern sucht.[4]

Völkerrecht und Menschenrecht auf Nahrung

Das Völkerrecht nennt den Schutz vor Hunger als Teil seines wirtschaftlichen, sozialen und kulturellen Rechte-Kanons (siehe Box 16), zu dessen Umsetzung sich die Vertragsstaaten verpflichten.

Kaum ein Menschenrecht wird öfter verletzt als das auf Nahrung. Doch wie kann der Hunger eines armen Kleinbauern im Hochland von Peru oder einer AIDS-Waise im südlichen Afrika gestillt, wie können ihre Rechte auf selbstbestimmte Lebensgestaltung gewahrt werden? An erster Stelle sind die nationalen Regierungen gefordert, die notwendigen Schritte für ihr Land zu unternehmen. Aber auch die

Box 16

Internationaler Pakt über wirtschaftliche, soziale und kulturelle Rechte[5]

Die Vertragsstaaten erkennen das Recht eines Jeden auf einen angemessenen Lebensstandard für sich und seine Familie an, einschließlich ausreichender Ernährung, Bekleidung und Unterbringung, sowie auf eine stetige Verbesserung der Lebensbedingungen.

In Anerkennung des grundlegenden Rechtes jedes Einzelnen, vor Hunger geschützt zu sein, werden die Vertragsstaaten einzeln und im Wege internationaler Zusammenarbeit die erforderlichen Maßnahmen, einschließlich besonderer Programme, durchführen.

Box 17

Regierungen in der Pflicht[6]

Staaten haben die Aufgabe, alles zu tun, um die volle Verwirklichung des Rechts auf angemessene Ernährung zu verwirklichen:

Die **Achtungspflicht** erfordert, dass die Vertragsstaaten des Internationalen Pakts für wirtschaftliche, soziale und kulturelle Rechte nichts tun, was den Zugang ihrer Bürger zu angemessener Ernährung verhindern könnte.

Die **Schutzpflicht** erfordert Regularien, die sicherstellen, dass Unternehmen oder Einzelpersonen nicht den Zugang zu angemessener Ernährung verhindern können.

Die **Erfüllungspflicht** besagt, dass der Staat außerdem aktiv darauf hinwirken muss, dass seine Bürger Zugang zu Ressourcen und Mitteln zur Sicherung ihres Lebensunterhalts erhalten. Die Ernährungssicherheit soll **erleichtert werden**.

Wenn eine Person oder Gruppe unverschuldet nicht in der Lage ist, das Recht auf angemessene Ernährung wahrzunehmen, garantiert der Staat dessen Erfüllung (**praktische Gewährung**).

Alle fünf Jahre sind die Vertragsstaaten gehalten, über die Verwirklichung des Rechts auf Nahrung Bericht zu erstatten.

internationale Staatengemeinschaft muss dafür sorgen, dass die Menschenrechte geachtet, geschützt und erfüllt werden (siehe Box 17).

Um die Umsetzung des Rechts auf Nahrung voranzubringen, wurden im November 2004 nach einem langen Abstimmungsprozess »Freiwillige Leitlinien« erarbeitet und von 187 Staaten im FAO Council einstimmig verabschiedet. Sie geben Empfehlungen für die Politik, zum Beispiel: »Die Staaten sollten die Rechte des Einzelnen im Hinblick auf die Ressourcen wie Land, Wasser, Wald, Fische und Vieh nach dem Grundsatz der Nichtdiskriminierung achten und schützen. Wo es notwendig und angemessen ist, sollten die Staaten Landreformen und andere politische Reformen (…) durchführen, um den effizienten und gerechten Zugang zu Land zu sichern und das Wachstum im Interesse der Armen zu stärken«. (Leitlinie 8).[7]

Aber auch die Notwendigkeit, globale Rahmenbedingungen zu verändern, klingt in den Leitlinien an. So wird betont, dass langfristig die Exportsubventionen abgeschafft werden müssen.

Im Prinzip sind alle Menschen, auch nichtstaatliche Organisationen und private Unternehmen, aufgerufen, an der Verwirklichung des Rechts auf Nahrung mitzuarbeiten. Zahlreiche NROs haben durch intensive Lobbyarbeit die zitierten Leitlinien (siehe Box 19) bekannt gemacht.[8] Das hat der Thematik politisches Gehör verschafft. Solches Engagement ist notwendig, um das Handeln der Staaten zu kontrollieren und international immer wieder auf verletzte Menschenrechte hinzuweisen.

Box 18

Bericht von Olivier De Schutter, Sonderberichterstatter der Vereinten Nationen, zum Recht auf Nahrung im Mai 2009[9]

Die globale Nahrungskrise ist noch nicht vorbei. Unsere Verpflichtungen müssen weiter reichen als die bisherig getätigten Finanzhilfen. Die Staatengemeinschaft muss mehr tun, wenn der Milliarde Unterernährter geholfen werden soll. Ein globaler Aktionsplan der Ernährungssicherung, der vor allem auf dem Recht auf Nahrung beruht, ist dringend notwendig.

Die 19 freiwilligen Leitlinien zur schrittweisen Umsetzung des Menschenrechts auf Nahrung:[10]

Box 19

1. Demokratie, gute Regierungsführung, Menschenrechte und Rechtsstaatlichkeit
2. Maßnahmen zur wirtschaftlichen Entwicklung
3. Strategien
4. Marktsysteme
5. Institutionen
6. Beteiligte Akteure
7. Rechtliche Rahmenstrukturen
8. Zugang zu Ressourcen und Kapital: Arbeit – Land – Wasser – pflanzengenetische Ressourcen für Ernährung und Landwirtschaft – Nachhaltigkeit – Dienstleistungen
9. Lebensmittelsicherheit und Verbraucherschutz
10. Ernährung
11. Bildung und Bewusstseinsschaffung
12. Nationale Finanzmittel
13. Unterstützung für gefährdete Gruppen
14. Sicherheitsnetze
15. Internationale Nahrungsmittelhilfe
16. Naturkatastrophen und vom Menschen verursachte Katastrophen
17. Überwachung, Indikatoren, Vergleichs- u. Richtwerte
18. Nationale Menschenrechtsinstitutionen
19. Internationale Dimension

Auf dem Ernährungsgipfel der FAO im Oktober 2008 wurde explizit die Rolle der Zivilgesellschaft hervorgehoben: »Zivilgesellschaftliche Organisationen und andere Akteure sind die wichtigsten treibenden Kräfte für die Agenda des Rechts auf Nahrung sowohl auf internationaler als auch auf nationaler Ebene. In vielen Ländern sind sie wichtige und kritische Partner, die effiziente Aktionen der Regierungen in diesem Bereich unterstützen. Diese Partnerschaft muss gestärkt und weiter vorangebracht werden.«[11]

Diese Leitlinien geben den einzelnen Regierungen konkrete Ansatzpunkte, ihr politisches Handeln in Bezug auf nationale Ernährungssicherung und die Umsetzung von internationalen Vereinbarungen zu überprüfen. Sie sind deshalb ein wichtiges Instrument zur Bekämpfung von Hunger und Armut.

Ökonomische Argumente als Anreiz für die Politik

Die volkswirtschaftlichen Kosten von Hunger und Unterernährung, aber auch Überernährung sind hoch. Auch aus ökonomischer Sicht ist es deshalb wichtig, in den Ernährungsbereich zu investieren.

Gute Ernährung bereits im Mutterleib und im frühen Kindesalter sichert eine angemessene geistige Entwicklung und entsprechende Bildungschancen. Langfristig verbessert sie Gesundheit und Arbeitsproduktivität – wichtige Voraussetzungen für wirtschaftliche Entwicklung.[12] Das spart Millionen Dollar, die sonst für teure Behandlungen ausgegeben werden müssten und als Investitionen in andere Sektoren fehlen. Insgesamt fördert also ein guter Ernährungsstatus die Entwicklung einer Volkswirtschaft und damit die Reduktion von Armut.[13]

Schon ein geringer Aufwand kann die Lebenserwartung erheblich verbessern. In der folgenden Tabelle 2 ist an verschiedenen Beispielen dargestellt, welche Summe investiert werden müsste, um kein Lebensjahr krankheitsbedingt vorzeitig zu verlieren oder krank zu verbringen. Der Index US-Dollar pro *Disability/disease-adjusted-Life-Year* (DALY) misst also die Effizienz von Maßnahmen zur Verbesserung der Ernährung und Gesundheit.

So kosten zum Beispiel die Förderung des Stillverhaltens oder die Verteilung von Vitamin-A-Kaspeln nur wenige Dollar pro Jahr, um ein Kind gesund zu halten. Je geringer die angegebenen Kosten pro Maßnahme, desto effizienter ist die jeweilige Intervention.

Es kostet nicht allzu viel, Grundnahrungsmittel flächendeckend mit Mikronährstoffen anzureichern. Der positive Effekt solcher Programme auf die Arbeitsproduktivität ist jedoch groß. Solche Anrei-

Bereich	Intervention	USD / DALY
Ernährung	Förderung des Stillverhaltens	3-11
	Zinkverabreichung während Durchfall	73
	Vitamin-A-Anreicherung von Nahrungsmitteln	33-35
	Vitamin-A-Kapseln	6-12
	Jodierung von Speisesalz	34-36
	Eisenanreicherung von Nahrungsmitteln	66-70
	Hygienepromotion	3
	Behandlung von akuter Unterernährung (Bsp. Sambia)	41
Kombiniertes Kindergesundheits- und Ernährungsprogramm	Integriertes Beratungspaket: Schwangerschaftsvorsorge, Gesundheit der Mutter, Stillberatung, Zusatznahrung, Zusatzgaben Mikronährstoffe, Ernährungsrichtlinien	225
Andere Gesundheitsleistungen	Breitenwirksame Impfungen	7
	Familienplanung	117
	Einzelfallbetreuung zur Reduktion von Atemwegskrankheiten	398
	Antivirale AIDS-Medikamente	922
	Insektizidbehandelte Moskitonetze zur Malariaprävention (nur Subsahara-Afrika)	11*

Tabelle 2 Kosten-Nutzen von direkten Interventionen zur Verbesserung der Ernährung[14]

cherungsmaßnahmen können für einzelne Nährstoffe die Versorgung durch einen diversifizierten Konsum von Nahrungsmitteln sinnvoll ergänzen. Denn umgekehrt schätzt das UN-Ernährungskomitee (UN SCN), dass sich die Kosten durch Nichtbehandlung der

Unterernährung weltweit auf jährlich 20-30 Milliarden US-Dollar summieren.[15] Investitionen in Ernährungssicherung stärken den ökonomischen Faktor »Humankapital«.

Millenniumsentwicklungsziele als Bekenntnis der internationalen Staatengemeinschaft

Auf dem Welternährungsgipfel 1996 wurde zum ersten Mal das Ziel formuliert, den Hunger auf dieser Erde in internationaler Zusammenarbeit zu halbieren. Zur Jahrtausendwende wurden in New York die Millenniumserklärung und konkrete Millenniumsentwicklungsziele (Millennium Development Goals, MDGs) präsentiert und verabschiedet. Damit hat die Staatengemeinschaft erstmalig nicht nur eine gemeinsame Agenda zur Bekämpfung der Armut (einschließlich MDG 1 zur Ernährungssicherung) aufgestellt, sondern auch Indikatoren eingeführt, um Fortschritte zu messen. Diese Rechenschaftspflicht soll Transparenz auf internationaler Ebene schaffen.

Ziele	Unterziele (Auswahl)
MDG 1 Bekämpfung von extremer Armut und Hunger	Bis 2015 Halbierung des Anteils der Menschen, die weniger als den Gegenwert von 1 US-Dollar pro Tag haben, Vollbeschäftigung in ehrbarer Arbeit für alle erreichen, auch für Frauen und Jugendliche. Bis 2015 Halbierung des Anteils der Menschen, die Hunger leiden.
MDG 2 Primarschulbildung für alle	Bis zum Jahr 2015 sicherstellen, dass Kinder in der ganzen Welt, Mädchen wie Jungen, eine Primarschulausbildung vollständig abschließen können.
MDG 3 Gleichstellung der Geschlechter / Stärkung der Rolle der Frauen	Das Geschlechtergefälle in der Primar- und Sekundarschulausbildung vollständig beseitigen, möglichst bis 2005, und auf allen Bildungsebenen bis 2015.

Ziele	Unterziele (Auswahl)
MDG 4 Senkung der Kindersterblichkeit	Bis 2015 Senkung der Kindersterblichkeit von Unter-Fünfjährigen um zwei Drittel (von 10,6 Prozent auf 3,5 Prozent).
MDG 5 Verbesserung der Gesundheitsversorgung der Mütter	Bis 2015 Senkung der Sterblichkeitsrate von Müttern um drei Viertel. Bis 2015 allgemeinen Zugang zu reproduktiver Gesundheit erreichen.
MDG 6 Bekämpfung von HIV/AIDS, Malaria und anderen schweren Krankheiten	Bis 2015 die Ausbreitung von HIV/AIDS zum Stillstand bringen und eine Trendumkehr bewirken. Bis 2010 weltweiten Zugang zu medizinischer Versorgung für alle HIV-/AIDS-Infizierten erreichen, die diese benötigen. Bis 2015 die Ausbreitung von Malaria und anderen schweren Krankheiten zum Stillstand bringen und eine Trendumkehr bewirken.
MDG 7 Ökologische Nachhaltigkeit	Die Grundsätze der nachhaltigen Entwicklung in der Politik und den Programmen der einzelnen Staaten verankern und die Vernichtung von Umweltressourcen eindämmen. Den Verlust der Biodiversität verringern, bis 2010 eine signifikante Drosselung der Verlustrate erreichen. Bis 2015 Halbierung des Anteils der Menschen ohne dauerhaft gesicherten Zugang zu hygienisch einwandfreiem Trinkwasser (von 65 Prozent auf 32 Prozent). Bis 2020 eine deutliche Verbesserung der Lebensbedingungen von mindestens 100 Millionen Slumbewohnern und -bewohnerinnen bewirken.
MDG 8 Aufbau einer globalen Partnerschaft für Entwicklung	Ein gerechtes Handels- und Finanzsystem aufbauen, Abbau von Handelshemmnissen und Schuldenabbau zur Armutsminderung. Berücksichtigung der besonderen Bedürfnisse der Least Developed Countries (LDCs) und insbesondere Binnenländer, menschenwürdige Arbeitsplätze besonders für Jugendliche schaffen. Unentbehrliche Arzneimittel in Zusammenarbeit mit Pharmaunternehmen in Entwicklungsländern zu bezahlbaren Kosten verfügbar machen.

Tabelle 3 Millenniumsentwicklungsziele im Überblick[16]

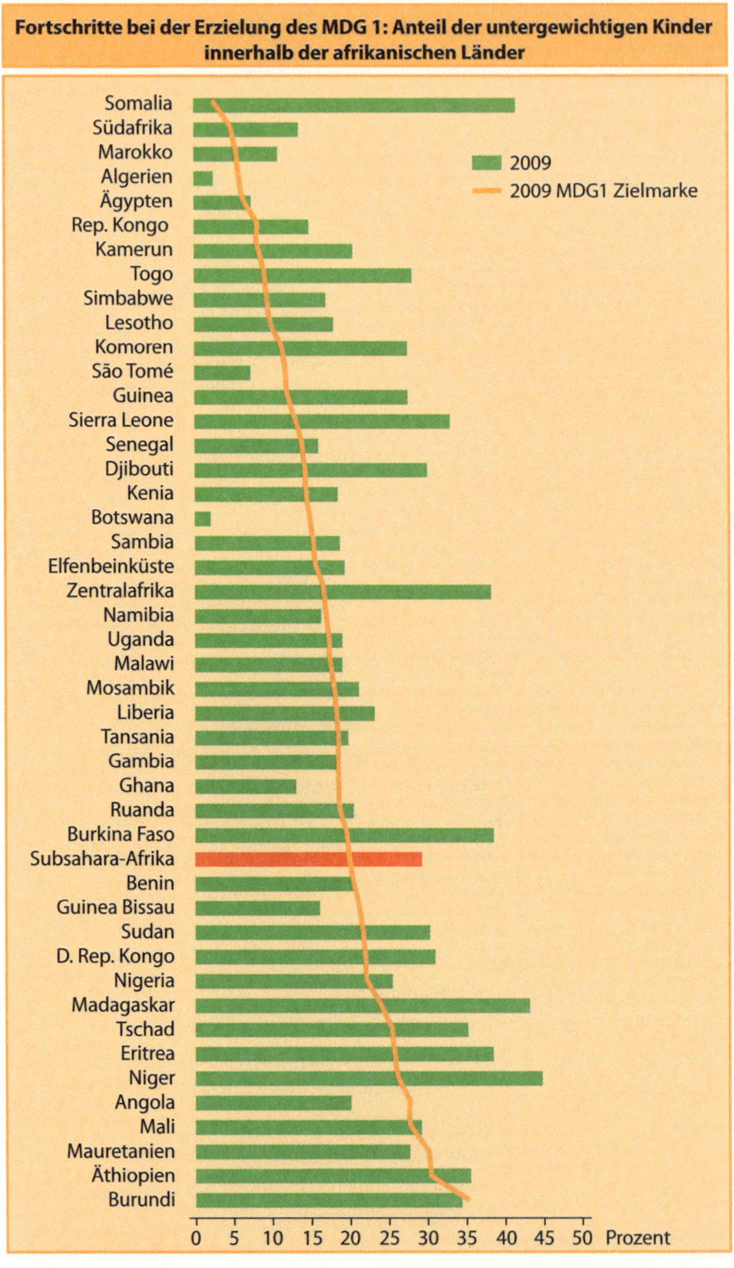

Abbildung 27 Regionale Verteilung der MDG 1-Entwicklung in Afrika[17]

UN-Generalsekretär Kofi Annan auf dem Welternährungsgipfel in Rom 2002[18]

Box 20

»Hunger ist eine der schlimmsten Verletzungen der Menschenwürde. In einer Welt des Überflusses liegt die Beendigung des Hungers in unseren Händen. Dieses Ziel nicht erreicht zu haben, sollte uns alle beschämen. Die Zeit der Versprechungen ist vorbei. Es ist Zeit, zu handeln. Es ist Zeit umzusetzen, was wir seit langem versprochen haben: Den Hunger aus der Welt zu schaffen«.

Trotz aller Anstrengungen sind viele Probleme bis heute aber ungelöst. Vor allem, was die Bekämpfung des Hungers angeht, ist die Zwischenbilanz nach zehn Jahren politischer Maßnahmen und vielen internationalen Ernährungsgipfeln weitgehend ernüchternd (vergleiche hierzu Kapitel 1). Zwar verzeichnen Länder wie Bolivien, Vietnam oder Ghana weniger unterernährte Kinder unter fünf Jahren. Auf dem afrikanischen Kontinent ist die Unterernährung aber in zahlreichen Ländern gestiegen. Verantwortlich dafür sind der Klimawandel, aber auch kriegerische Auseinandersetzungen.

Wie unterschiedlich die Etappensiege auf dem Weg zur Umsetzung von MDG 1 sind, zeigt Abbildung 27 am Beispiel afrikanischer Länder. Die rote Linie markiert das für 2015 angestrebte Ziel der reduzierten Unterernährung.

Haben die Akteure – von den Vereinten Nationen bis zu nichtstaatlichen Organisationen – versagt? Waren die Ziele falsch formuliert oder der Einsatz, um sie umzusetzen, nicht ausreichend? Welche Instrumente waren erfolgreich und warum versagten sie in einem Teil der Länder? Die Zielgrößen der Millenniumsentwicklungsziele, so zeigt sich, können nicht ausschließlich durch Entwicklungspolitik erreicht werden.[19] Da die Ursachen weltweiter Unterernährung komplex sind (vergleiche Teil I), müssen viele Politikbereiche (Wirtschaft, Handel, Finanzen, Landwirtschaft, Klimaschutz, Sozialpolitik) gemeinsam mit anderen gesellschaftlichen Kräften wirken. Die Zeit drängt.

Kapitel 5

Das Potenzial der kleinbäuerlichen Landwirtschaft

Wer ernährt die Welt: die intensive Produktion der Agrarindustrie oder die extensive Landwirtschaft der Kleinbauern? Langfristig, so zeigen aktuelle Analysen internationaler Institutionen und Wissenschaftler,[1] liegen hoffnungsvolle Potenziale vor allem in der kleinbäuerlichen Landwirtschaft. Sie bringt zwar kurzfristig weniger Erträge, sichert aber langfristig nicht nur mehr soziale Gerechtigkeit, sondern schützt auch die natürlichen Ressourcen wie Boden, Wasser, Luft, Energie und die Vielfalt landwirtschaftlicher Nutzpflanzen und -tiere (Agrobiodiversität). Die industrielle landwirtschaftliche Produktion ist wegen ihres hohen Kapital- und Rohstoffeinsatzes, auch im Hinblick auf den Klimawandel, längst an ihre Grenzen gelangt.

Die größten Agrarbetriebe liegen in Nordamerika, dem Süden Mittelamerikas und in Europa. Landwirtschaftliche Betriebe mit weniger als zwei Hektar Fläche finden sich vor allem in Asien und Afrika. Dort liegen insgesamt 95 Prozent aller Bauernhöfe der Welt (siehe Abbildung 28).

Auch wenn die großflächige industrialisierte Landwirtschaft mitsamt dem Einsatz von Hochleistungssorten in den letzten Jahrzehnten enorme Produktivitätssteigerungen erzielt hat, so machen doch die Millionen kleiner Subsistenzlandwirtschaften und diversifizierter Kleinbetriebe den Löwenanteil der weltweiten landwirtschaftlichen Produktion aus.

Zwar erfolgen quantitative Produktionszuwächse durch den Einsatz von Maschinen und Düngung viel schneller in industrialisierten Großbetrieben. Die Chance für eine langfristige qualitative Verbes-

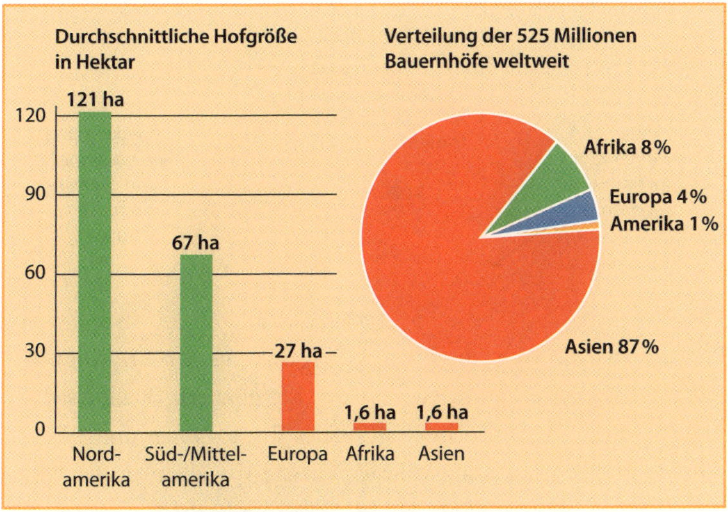

Abbildung 28 Größe und Anzahl der Agrarbetriebe weltweit[2]

serung der Produktionsbedingungen wie auch für eine gerechtere Verteilung von Ressourcen liegt jedoch in der Vielfalt der kleinteiligen Produktionssysteme der Entwicklungsländer. Das zumindest ist das Resümee jener Wissenschaftler, Politiker und Praktiker, die den Weltagrarbericht 2009 erstellt haben.[3]

Die jahrzehntelang postulierte Überlegenheit der industriellen Landwirtschaft wird aufgrund ihrer hohen Kosten in wirtschaftlicher, sozialer und ökologischer Sicht immer mehr infrage gestellt.[4] Zwar werden große Mengen an Agrarrohstoffen mit relativ geringem Arbeitseinsatz produziert. Der dafür notwendige enorme Einsatz von Energie und Chemie bringt jedoch langfristig Umweltbelastungen und gesundheitliche Schäden mit sich.

Der kleinbäuerliche Sektor ist dagegen eher auf Sicherheit ausgerichtet und kann relativ schnell auf sich verändernde Rahmenbedingungen reagieren. Agrarzuwächse können aber nur erfolgen, wenn die notwendigen Inputs zur Verfügung stehen und keine unvorhersehbaren Situationen wie Kriege und Dürren alles wieder zunichte machen.[5]

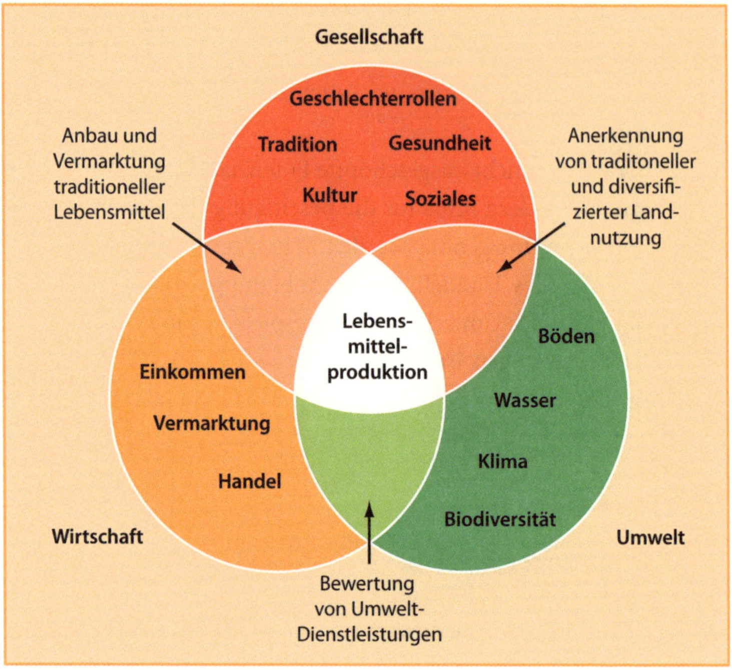

Abbildung 29 Multifunktionalität der Landwirtschaft[6]

»Der Kampf gegen den Hunger wird auf dem Land entschieden«, hat die Welthungerhilfe ein Standpunktpapier zur ländlichen Entwicklung überschrieben. Es geht darin um die Herausforderung, mit gezielten Investitionen in die kleinbäuerliche Produktion eine Alternative zur hochindustrialisierten Landwirtschaft zu schaffen, die den wirtschaftlichen, sozialen und ökologischen Anforderungen des 21. Jahrhunderts gerecht wird. Das bedeutet zum Beispiel, dass Nahrungsmittel auch dort, wo sie benötigt werden, zur Verfügung stehen, produziert und verarbeitet werden. Das könnte zwei Drittel der weltweit 1,4 Milliarden ärmster Menschen, die auf dem Land leben, aus ihrer größten Not befreien.[7]

Der Weltentwicklungsbericht der Weltbank stellte bereits im Jahr 2008 die Rolle der Landwirtschaft heraus. Das GIGA (*German Institute of Global and Area Studies*) wertete das als Zeichen dafür, dass diesem Thema künftig aufgrund der zentralen Position der Weltbank mehr Aufmerksamkeit gewidmet werden wird, sowohl im entwicklungspolitischen Diskurs wie auch bei der Finanzierung von Programmen.[8]

Das bei weitem nicht ausgeschöpfte Potenzial der Landwirtschaft in den armen Ländern muss für die Beseitigung der Armut und die Ernährungssicherung genutzt werden. Wirtschaftliches, soziales und landwirtschaftliches Handeln (siehe Abbildung 29) müssen dabei im Einklang mit der Umwelt zusammenspielen.[9] Eine der wichtigsten Herausforderungen ist es, die Bauern so an den Markt anzuschließen, dass sie von dem Mehrwert ihrer Produkte auch selbst profitieren.

Nachhaltigkeit infolge kleinbäuerlicher Landwirtschaft

Um Nachhaltigkeit zu erreichen – eine Schlüsselqualifikation der kleinbäuerlichen Landwirtschaft –, muss darauf geachtet werden, dass der Landbau standortgerecht ist, verbesserte Anbaumethoden und einfache Technologien nutzt, das richtige Saatgut verwendet und andere Faktoren wie lokales Wissen und lokale Erfahrungen berücksichtigt. Ohne die Infrastruktur von Kommunikations- und

Box 21

Der Weltentwicklungsbericht 2008 nennt als Strategien der Einbindung von Landwirtschaft in die Entwicklung:[10]

1. Handels-, Preis- und Subventionspolitiken reformieren
2. Landwirtschaft an die Märkte anschließen
3. kleinbäuerlichen Wettbewerb durch institutionelle Innovationen fördern
4. Wissenschafts- und Technologietransfer vorantreiben
5. Agrarsysteme nachhaltiger für die Umwelt machen
6. die Einkommen von ländlichen Haushalten über den bäuerlichen Betrieb hinaus diversifizieren

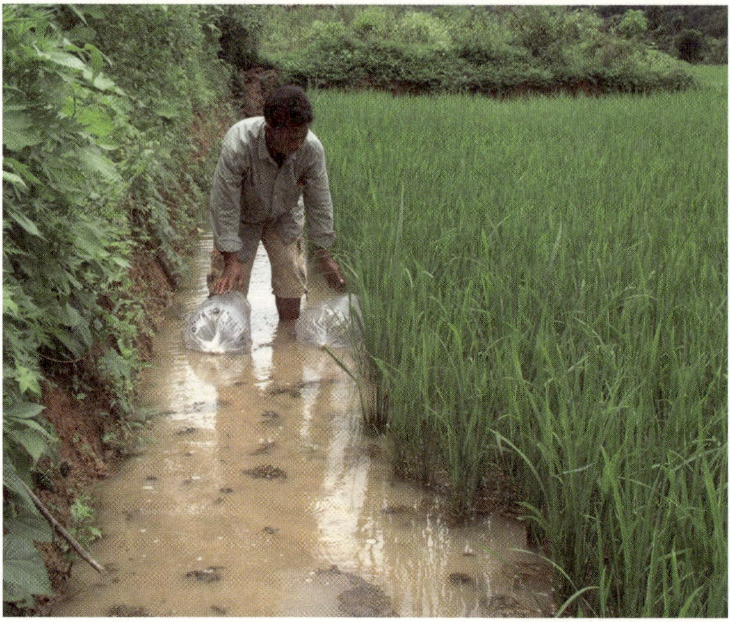

Ein Bauer bei der Aufzucht von Fischen in der Provinz Oudamxay im Nordwesten von Laos. *Quelle:* Welthungerhilfe

Transportmitteln können Verkauf und Handel nicht in Schwung kommen. Wichtig sind auch Lagerstätten sowie Betriebe, die Agrarrohstoffe weiterverarbeiten. Sind all diese Bedingungen gegeben, entwickeln sich Wertschöpfungsketten (siehe Teil III).

Schon länger wird nach Alternativen zu den hochindustrialisierten Produktionsweisen gesucht: Die standortgerechte oder nachhaltige Landwirtschaft wie auch fairer Handel konnten bereits wichtige Erfolge im Kampf gegen Hunger und Armut erzielen – vor allem, wenn sie national unterstützt wurden und auf geeignete Netzwerke zurückgreifen konnten.[11] Voraussetzung hierfür sind ausreichendes Wissen über alternative Produktionsweisen und eine ausgebaute Infrastruktur. Weil diese Bedingungen aber nicht überall erfüllt sind, können diese prinzipiell erfolgreichen Modelle bis heute nur zu einem kleinen Teil zur Gesamtproduktion des Welthandels beitragen.

Biodiversität statt Gentechnik

»Vielfalt statt Monokulturen« – dies fordern nicht nur Umweltschützer und Agroökologen. Der Erhalt landwirtschaftlicher Nutzpflanzen und -tiere (Agrobiodiversität) und damit der Schutz der Ressourcen ist die Basis für eine nachhaltige Agrarproduktion. Bei der Konferenz der Vereinten Nationen über Umwelt und Entwicklung (United Nations Conference on Environment and Development – UNCED) in Rio de Janeiro im Jahr 1992, dem sogenannten »Erdgipfel«, wurde deshalb erstmals verabredet, Landwirtschafts- und Umweltpolitik miteinander zu verflechten.

Die intensive Landwirtschaft hat die natürlichen Ressourcen über Jahrzehnte viel zu stark belastet: Sie verbrauchte viel Wasser, brachte giftige Düngemittel und Pestizide in das Grundwasser ein und laugte die Böden durch Überbeanspruchung aus. Nur eine ressourcenschonende nachhaltige Produktionsweise kann dem entgegenwirken.[12]

Kleinbauern sind auf die Vielfalt an pflanzen- und tiergenetischen Ressourcen als Grundlage für zukünftige Züchtungen angewiesen. Man nennt dies Agrobiodiversität. Durch den Klimawandel

Box 22

Erhalt der Biodiversität als Nahrungsgrundlage[13]

Die **Biodiversitätskonvention** (oder das Übereinkommen zum Erhalt der biologischen Vielfalt) wurde auf dem Erdgipfel 1992 in Rio de Janeiro ausgehandelt. Es ist das größte internationale Umwelt-Vertragswerk und wurde von 168 Staaten sowie der EU unterzeichnet. Biodiversität umfasst alle Ökosysteme, deren Artenvielfalt sowie Genressourcen. Diese biologische Vielfalt soll geschützt und nachhaltig genutzt werden. Der Zugriff darauf muss gerecht geregelt werden. Deutschland verfolgt seit 2007 eine nationale Strategie zur Umsetzung der Biodiversitätskonvention. Deren für 2010 gesetztes Ziel war es, den Verlust biologischer Vielfalt auf globaler, regionaler und nationaler Ebene stark zu bremsen – als Beitrag zur Armutsbekämpfung wie auch zum Wohle allen Lebens auf der Erde.

wird sie für die Menschheit immer existenzieller. Als Gegenmodell zum Artenerhalt werden technologische Lösungen wie die Grüne Gentechnologie propagiert. Sie verwendet Verfahren, mit denen Gene in Organismen eingebracht und deren Erbgut dadurch neu kombiniert wird. Das Resultat sind gentechnisch veränderte (transgene) Pflanzen. Die Grüne Gentechnologie wird bei der Erzeugung von Nahrungs- und Futtermitteln sowie landwirtschaftlich produzierten Rohstoffen eingesetzt und verspricht höhere Produktivität oder niedrigeren Pestizidverbrauch in der weltweiten Landwirtschaft.

Chancen und Risiken für die Welternährung sind jedoch beim Einsatz von transgenen Pflanzen genau abzuwägen. Befürworter der Grünen Gentechnologie heben besonders den Nutzen der Saatgutzüchtung hervor und versprechen höhere und verlässlichere Erträge bei knapper werdenden Ressourcen. Das soll die steigende Nachfrage nach Energie- und Faserpflanzen decken und die Ernährung sichern. Der Weltagrarbericht gesteht der Grünen Gentechnik ein enormes Potenzial zur Nahrungsproduktion zu, sieht aber noch unzählige ungelöste Probleme, zum Beispiel biologische Risiken oder Fragen der Patente auf Leben.[14]

Für die Kleinbauern wird gefordert, dass das nicht vermehrbare Saatgut, das immer wieder neu erworben werden muss, nicht zu einer Abhängigkeit von der Industrie führen darf. Traditionelle Anbausysteme dürfen dadurch nicht beeinträchtigt werden, zum Beispiel durch Einkreuzen der neuen Sorten. Die gentechnisch erzeugten Produkte müssen bei Anbau, Weiterverarbeitung und Vermarktung klar unterschieden werden können. Das neue Saatgut muss auch Bauern mit geringem Einkommen und in abgelegenen Gebieten zur Verfügung stehen. Risiken für die Artenvielfalt und für die Gesundheit müssen ausgeschlossen sein.[15]

Bislang existiert noch kein gentechnisch verändertes Saatgut, das alle angesprochenen Anforderungen erfüllt.[16] Das ist vermutlich auch unmöglich, glauben zahlreiche Kritiker und bezeichnen die These höherer Ernährungssicherheit durch die Gentechnik deshalb

Kennzeichen nachhaltiger Landwirtschaft [17]

Box 23

Ökologische Erfordernisse:

- Einsatz von Methoden und Verfahren, die den Boden schützen und gleichzeitig die Produktivität steigern
- standortgerechte, ressourcenschonende Anbautechniken
- minimaler Einsatz nicht-erneuerbarer und auf Erdölbasis beruhender Betriebsmittel, vermehrter Einsatz erneuerbarer Ressourcen

Wirtschaftliche Erfordernisse:

- Nutzung natürlicher Lebensgrundlagen wie Wasser und Boden für Produktion, Verarbeitung und Vermarktung
- Zugang zu adäquaten Werkzeugen, Maschinen, Energie sowie Transport- und Kommunikationssystemen

Soziale Erfordernisse:

- Befähigung von Menschen zur Zusammenarbeit und zum Aufbau von Netzwerken
- Einbindung von lokalem Wissen
- Zusammenschluss in Nutzer- und Produktionsgemeinschaften

als Mythos.[18] Wenn es darum ginge, die Armut zu bekämpfen, heißt es, müsse vor allem der Nutzen für Kleinbauern in Entwicklungsländern geprüft werden.

Diese produzieren in erster Linie für den Eigenbedarf und die lokalen Märkte. Die Eigenschaften der für die industrielle Landwirtschaft geschaffenen Genpflanzen können sie häufig gar nicht nutzen. Stattdessen laufen sie Gefahr, von Sorten abhängig zu werden, die, wie Beispiele zeigen, mitunter einen immer höheren Einsatz von Pestiziden erfordern, was die versprochenen Einkommenssteigerungen wieder zunichte macht.

Auf 40 Prozent der mit gentechnisch veränderten Pflanzen bebauten Flächen wächst Soja, auf 25 Prozent Mais, auf 13 Prozent Tabak, auf 11 Prozent Baumwolle, auf 10 Prozent Raps und jeweils auf

1 Prozent Tomaten und Kartoffeln. Tabak und Baumwolle dienen nicht der Ernährung, Soja ist in Asien bekannt, aber seltener in Afrika, wo eher Sorghum und Hirse als Grundnahrungsmittel für Ernährungssicherheit dienen. Es ist unwahrscheinlich, dass die übrigen Genkulturen (Mais, Kartoffeln und Tomaten) die Hungrigen dieser Welt satt machen können.[19]

Deshalb kann für diese Zielgruppe der Einsatz Grüner Gentechnik erst dann in Erwägung gezogen werden, wenn positive wirtschaftliche, soziale und ökologische Effekte für den kleinbäuerlichen Haushalt nachgewiesen wurden. Das bedeutet aber auch, dass Wissenschaft und Politik weiterhin den Erhalt der Sortenvielfalt bei der Pflanzenzüchtung gewährleisten und Genprodukte auf ihre Unbedenklichkeit hin überprüfen müssen.

Gefördert werden muss eine standortbezogene Agrarforschung, um auch lokales Wissen fruchtbar zu machen – vor allem in den Entwicklungsländern. Nur wenn Saatgut vermehrt und die Artenvielfalt erhalten werden kann, können Kleinbauern mittelfristig ihre Erträge steigern, auch wenn sie viel dafür arbeiten müssen.

Urbane Landwirtschaft

Dass auch auf kleinsten Flächen profitabel produziert werden kann, zeigt die urbane Landwirtschaft. Sie gilt als Überlebensstrategie für arme und einkommensschwache Haushalte in den Städten, um Nahrungsengpässe auszugleichen, und wird als Beitrag zur Hungerbekämpfung immer wichtiger. Auch wenn Nahrungsmittel in stadtnahen ländlichen Regionen produziert werden, müssen sie in die Zentren geliefert werden, was ihren Preis deutlich steigert. Stadtbewohner, die Zugang zu brachliegenden Flächen haben oder kleine Gärten nutzen, können zumindest einen Teil ihrer Lebensmittel, meist Gemüse, selbst produzieren.

Die urbane Landwirtschaft verwendet unkonventionelle Anbaumethoden – mitunter sind ihre »Felder« mobil, weil etwa Tomaten

Box 24

Urbane Landwirtschaftsförderung in Liberia[20]

Die Welthungerhilfe unterstützt 1 500 Kleinproduzenten im Großraum Monrovia, der Hauptstadt von Liberia, wo nach langen Jahren des Bürgerkriegs viele innerstädtische Flächen brachliegen und wieder nutzbar gemacht werden sollen. Die städtische Landwirtschaft soll dort in einen Flächennutzungsplan integriert und auf lokaler wie nationaler Ebene verankert werden. Das klärt die Besitzverhältnisse und schafft Nutzflächen für die urbanen Bauernfamilien. In den neu angelegten Hausgärten und nahen Feldern wachsen Gemüse, Obst und Kräuter für den Eigenbedarf oder den lokalen Markt. Einige Familien halten Kleinvieh. Die Produzenten werden in Betriebsführung und Vermarktung unterrichtet und unterstützt. Der Eigenverbrauch wie auch das Nebeneinkommen durch den Anbau tragen zur Sicherung der Ernährung bei. Jugendliche erhalten Jobs und werden in soziale Strukturen eingebunden.

oder Kräuter auch in einfachen Plastikbehältern oder mit Erde gefüllten Säcken wachsen. Ackerflächen sind nicht notwendig und machen die Erzeugung unabhängig von Bodenbesitz. Die Produzenten, oft Frauen oder Jugendliche, betreiben die Nahrungsmittelproduktion als Nebenerwerb und arbeiten hauptsächlich als Tagelöhner oder Händler. Manchmal wird neben dem Anbau von Kräutern und Gemüse Kleinvieh gehalten, Hühner oder Schweine. Der Verkauf auf lokalen Märkten in der Nachbarschaft wird selbst organisiert.[21] Dies gilt auch für die Hausgärten der Landlosen im ländlichen Raum.

Der wesentliche Beitrag zur Versorgung der Städte wird jedoch im Hinterland geleistet, wo Produzenten im Rahmen nationaler wie internationaler Agrarpolitik gefördert werden müssen. Billigimporte bedrohen ihre Existenz. Um zu verhindern, dass die kleinbäuerliche Landwirtschaft zur Nische für einige lokale Organisationen oder Agrarökologen wird, muss sie auch auf dem internationalen Parkett der Agrar-, Umwelt- und Entwicklungspolitik eine Lobby und Öffentlichkeit finden. Sie benötigt politische Aktionspläne, For-

Box 25

Herausforderungen für die Unterstützung kleinbäuerlicher Betriebe[22]

1. Überwindung von Innovationshemmnissen, um die Landwirtschaftssysteme den natürlichen, wirtschaftlichen, sozialen und kulturellen Verhältnissen unterkapitalisierter kleinbäuerlicher Betriebe anzupassen
2. faire Erzeugerpreise
3. Berücksichtigung der Bedürfnisse mittelloser und benachteiligter Menschen, von Produzenten wie Verbrauchern, Wiederbelebung traditioneller Einrichtungen
4. Verbesserung des Nährstoffgehalts der Produkte, die von kleinbäuerlichen Betrieben hergestellt werden
5. Umkehr der intensiven Landwirtschaft durch Förderung und Anwendung nachhaltiger Methoden der Landnutzung
6. Verknüpfung von Weiterverarbeitung, Umweltdienstleistungen, Handel und Vermarktung durch neue Partnerschaften und institutionelle Reformen
7. Ausbildung von Bäuerinnen und Bauern, ihre Befähigung, in Systemen zu denken, und ökologische, wirtschaftliche und sozioökonomische Fragen unternehmerisch anzugehen

schung und ökonomische Modelle. Unterschiedliche Strukturen in den ländlichen Räumen müssen miteinander vernetzt werden, um nachhaltige Lebensbedingungen für die Millionen von kleinen Agrarbetrieben zu schaffen.

Einkommensstärkung für ländliche Haushalte

Die FAO schätzt, dass die Agrarwirtschaft weltweit 1,3 Milliarden Menschen Beschäftigung bietet, 97 Prozent davon leben in Entwicklungsländern.[23] Viele dieser Menschen leben nicht mehr ausschließlich von dem, was sie anbauen, sondern müssen zumindest einen Teil ihrer Nahrung auf lokalen Märkten kaufen. Die Verbesserung

Box 26

Existenzstrategien ländlicher Haushalte[24]

1. **Subsistenzorientierte Kleinbauern** leben vor allem von ihren eigenen Erträgen aus Ackerbau und Viehzucht (vor allem in Ländern mit Feldbewirtschaftung)
2. **Marktorientierte Kleinbauern** erzielen den Hauptteil ihres Einkommens aus dem Verkauf ihrer Produkte auf den Agrarmärkten
3. **Arbeitsorientierte Haushalte** leben von Lohnarbeit (ob in der Landwirtschaft oder außerhalb) oder von selbstständiger Tätigkeit
4. **Migrationsorientierte Haushalte** erhalten Geldüberweisungen ausgewanderter Familienmitglieder
5. **Diversifizierte Haushalte** kombinieren die Einnahmen aus Ackerbau, Viehzucht, Lohnarbeit, selbstständiger Arbeit und Migration

ihres Einkommens wird deshalb zu einem der zentralen Pfeiler für Ernährungssicherheit.

Der Weltentwicklungsbericht 2008 widmet dem Thema »Ländliche Haushalte und ihre Wege aus der Armut« ein umfangreiches Kapitel und räumt dabei gleich mit einem Mythos über das Landleben auf.[25] So stimmt es nicht, dass die Haushalte dort ausschließlich vom Anbau (*family farming*) leben. Viele Familien haben sich stattdessen immer mehr unterschiedliche Erwerbsquellen erschlossen: Neben dem Ackerbau bestreiten sie ihren Lebensunterhalt zum Beispiel durch Wanderarbeit und Migration. Einzelne Haushaltsmitglieder gehen gleichzeitig vielen Arten von Beschäftigung nach. Auch wenn die einzelnen Aktivitäten – jede für sich betrachtet – keine bedeutenden Erlöse bringen, tragen sie in der Gesamtheit doch entscheidend zum Familieneinkommen bei. Dieses vielseitige Muster an Lebensgrundlagen hilft dabei, auf veränderte Rahmenbedingungen rasch reagieren zu können und mögliche Krisen abzufedern.[26]

Wie hoch die Summe der Einkommen sein kann, hängt vom Zusammenspiel der kleinbäuerlichen Subsistenzwirtschaft und den Marktstrukturen ab. Es gibt erhebliche regionale Unterschiede in der Verteilung armer und reicher Haushalte, aber auch in deren Ausstattung und dem Zugang zu landwirtschaftlichen Produktionsfaktoren, außerdem verschiedene Geschlechterrollen in der Produktion, Verarbeitung und Vermarktung von Agrarprodukten.[27]

Eine OECD-Studie geht der Frage nach, inwieweit unterschiedliche Existenzstrategien eine Rolle bei der Armutsminderung spielen können (siehe Abbildung 30).[28] Danach entfallen auf die Agrarwirtschaft global gesehen 52 Prozent der Einkommenssteigerung, aber auch Auslandsüberweisungen von Migranten machen mit 35 Prozent einen erheblichen Teil aus. Der Nicht-Agrarsektor leistet mit 13 Prozent den kleinsten Beitrag zur Armutsminderung.

Länderspezifisch sind dabei große Unterschiede zu erkennen. Der Bereich »Agrarwirtschaft« hat in Brasilien, Kamerun, Chile, Costa Rica, der Dominikanischen Republik, Ägypten, Malaysia, Mali, Mexiko, Nicaragua, Panama und Tunesien den größten Einfluss. Der Nichtagrarsektor dagegen hat in China, Mauretanien, Thailand und Vietnam am meisten zur Armutsminderung beigetragen. Von Migration und Auslandsüberweisungen profitierten vor allem Menschen in Gambia, Ghana, Guatemala, Honduras, Indonesien, Kenia, den Philippinen, Senegal, Mexiko und Tadschikistan.[29]

Die erfolgreichste Strategie ist und bleibt jedoch die Diversifizierung von Einkommen. Bei einer Kombination von landwirtschaftli-

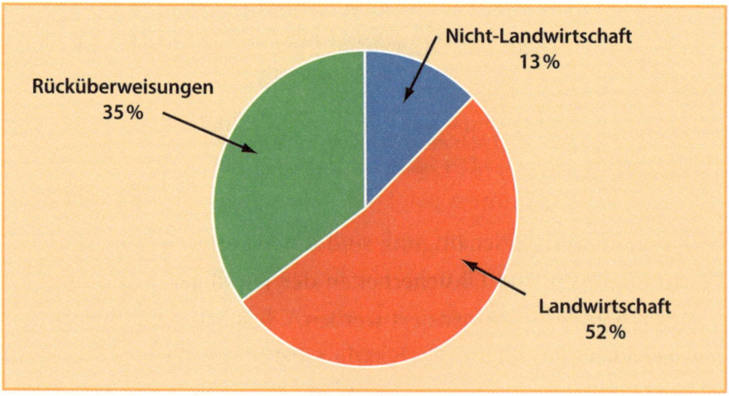

Abbildung 30 Faktoren zur Armutsminderung[30]

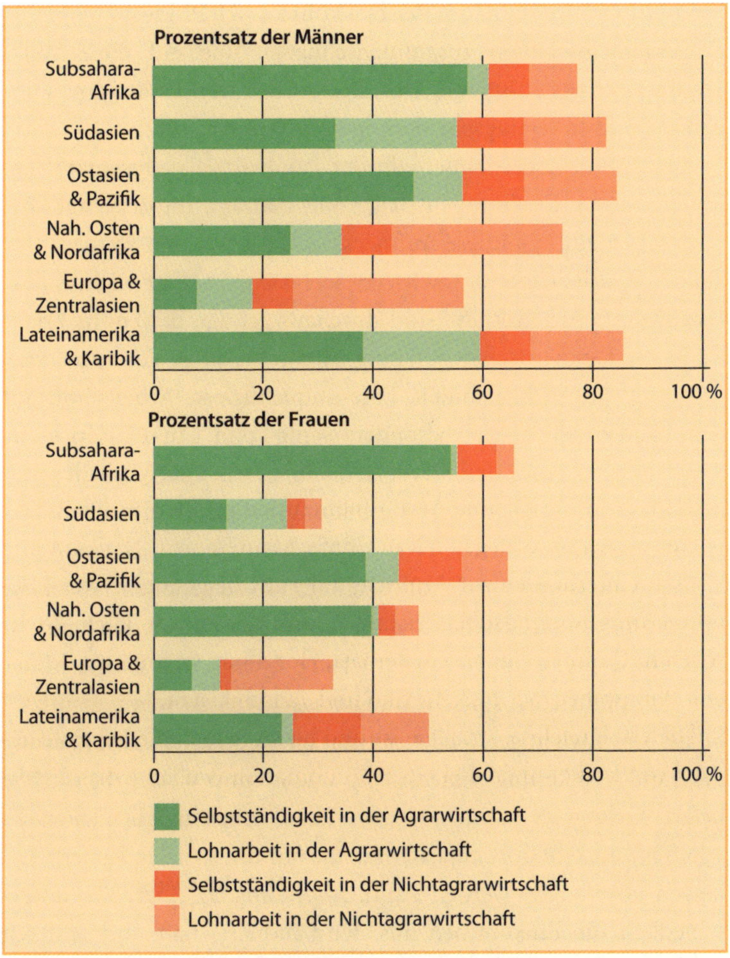

Abbildung 31 Frauen und Männer in landwirtschaftlicher und nicht-landwirtschaftlicher Tätigkeit[31]

cher und anderer Beschäftigung sind die Synergieeffekte hoch. Die Beschränkungen und Unsicherheiten der jeweiligen Sektoren können durch andere kompensiert werden.[32] Je stärker ein bäuerlicher Betrieb auch unternehmerisch tätig wird, desto eher kann er auf neue Marktchancen reagieren und sein Einkommen steigern. Das ermöglicht mittelfristig den Zugang zu neuen Technologien und

Produktionsanreizen. Zum Beispiel können sich Produzenten in Erzeugergemeinschaften zusammenschließen und auf diese Weise Transaktionskosten sparen. Dies steigert ihre Verhandlungspositionen gegenüber Vertragspartnern in der Agrarwirtschaft.

Auch wenn Arbeit außerhalb der Landwirtschaft insgesamt am wenigsten zur Einkommenssteigerung beiträgt, muss diesem Bereich trotzdem besondere Aufmerksamkeit geschenkt werden. Der ländliche Arbeitsmarkt wächst zwar rasant, ist aber nicht stabil. Qualifizierte Arbeitskräfte sind durchaus gefragt, die Löhne höher als in der Landwirtschaft. Bildung ist eine wichtige Voraussetzung, um eine Tätigkeit zu finden. Eine unqualifizierte Arbeitskraft auf dem Land erhält dagegen besonders wenig Lohn. Um ungelernte Arbeitskräfte besser für den Markt zu qualifizieren, muss deshalb systematisch in die Aus- und Weiterbildung außerhalb der Landwirtschaft investiert werden.

Den Arbeitsmarkt im ländlichen Raum so zu gestalten, dass mehr Einkommen erwirtschaftet und die Armut gesenkt werden kann, ist eine große politische Herausforderung. Dieser Weg wurde bisher von den politischen Entscheidungsträgern viel zu wenig genutzt.[33] Er ist umso wichtiger, weil trotz starker städtischer Zuwanderung die Landbevölkerung zahlenmäßig wächst und viele Arbeitskräfte liefert. Gelingt es nicht, auf dem Land Arbeitsmöglichkeiten zu schaffen, entsteht dort neue Armut, die nur mit sozialen Sicherheitsnetzen abgefangen werden kann. Abbildung 31 zeigt, wie unterschiedlich die Einkommen aus der Landwirtschaft und anderen Quellen in den Regionen der Welt (bei Männern und Frauen) verteilt sind.

Kapitel 6

Strukturpolitik als Motor des Wandels

Ausbau von Straßen und Transportnetzen

Märkte benötigen Straßen, die zu ihnen führen. Erst eine funktionierende Infrastruktur verbindet Bauern, Händler, Verarbeiter und Konsumenten einer Region und über die Region hinaus. Sie gibt wesentliche Anreize – zum Beispiel zur Beschäftigung von Frauen, die häufig im Kleingewerbe oder bei der Vermarktung von Gemüse und

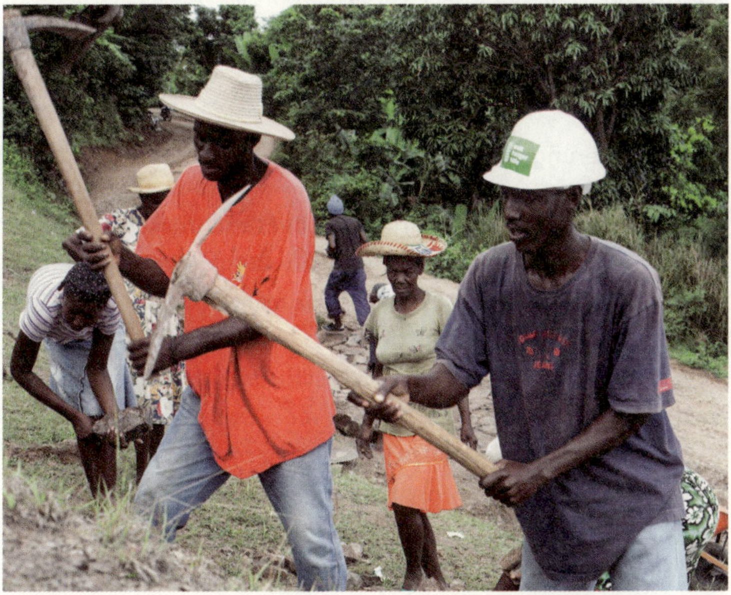

Arbeiter im *Cash-for-Work*-Programm der Welthungerhilfe für Straßenbau in Petit Guave, Haiti. *Quelle:* Herzau/Welthungerhilfe

anderen Waren tätig sind. Ihre Funktion geht also über den reinen Transport von Waren und Menschen weit hinaus.

In abgelegenen ländlichen Räumen fehlen nicht nur Straßen, meist gibt es auch keine Marktplätze mit Lagerhäusern und entsprechenden Transportmitteln. Es mangelt an Energie für Licht und Kühlung oder auch an Telekommunikation. Vorhandene Pisten werden durch Witterung oder Naturkatastrophen immer wieder unpassierbar.

Funktionierende Transportnetze entstehen in der Regel nur dort, wo Regierungseinrichtungen Gelder effizient einsetzen, um Planung und Erhalt zu finanzieren. Idealerweise gehen Investitionen in angrenzende Sektoren mit dem Straßenbau Hand in Hand, um Synergieeffekte auszunutzen.[1]

Für die Ernährungssicherung ist der Zugang zu den Märkten deshalb zentral, weil Wege auch Beschäftigung für diejenigen ermöglichen, die kein Land besitzen. Landwirte finden dort Nachfrage nach ihren Produkten. Sind Transportschwierigkeiten ausgeräumt und sinken hohe Transaktionskosten, entwickeln sich lokale Märkte, weil die Produkte erschwinglicher werden.

Soziale Sicherung als Krisenpuffer

Um der Armut entgegenzuwirken, reicht es aber nicht, Anreize zur Förderung der Landwirtschaft und Verbesserung von Einkommen zu geben. Wechselnde Regenzeiten, Pflanzenkrankheiten oder Missernten, plötzliche Preissteigerungen oder Naturkatastrophen bedrohen seit jeher die Existenz der Kleinbauern. Häufig müssen sie auch noch Verwandte miternähren, die aufgrund von Krankheit oder Alter nicht mehr arbeiten können. In armen Haushalten leben in der Regel auch alte Menschen und Kinder, Kranke und Behinderte, HIV-Infizierte und Kriegsversehrte. Schon allein deshalb sind sie stärker von Ernährungsunsicherheit betroffen als andere und können auch nicht aus eigener Kraft ihre Lage substanziell verbessern.[2]

Box 27

Begrifflichkeiten zur sozialen Sicherung[3]

Soziale Sicherung: Öffentliche Leistungen zur Kompensation von Einkommenseinbußen durch Krankheit, Alter, Arbeitslosigkeit oder andere Umständen Kombiniert mit der Förderung von Gesundheit und Bildung kann sie Menschen im Umgang mit Krisen wie Ausgrenzung, Hunger oder Armut unterstützen.

Soziale Versicherungen *(social insurance)*: Beitragsgestützte staatliche Absicherung gegen Notlagen.

Sozialhilfe *(social assistance)*: Hilfe für Menschen, die ihren Lebensunterhalt aus unterschiedlichen Gründen nicht selbst gestalten können, weshalb dieser aus Steuern oder Zuwendungen finanziert wird. Mitunter wird sie an bestimmte Bedingungen (Gesundheit oder Bildungsaktivitäten) geknüpft.

Soziale Transfers: Je nach Bedarf Ausgabe von Nahrung, Geld oder Gutscheinen für Güter des Grundbedarfs.

Soziale Netze: Strukturen und Initiativen der sozialen Abfederung konjunktureller Krisen, wie Nahrungsmittelhilfe, Grundeinkommen, Mikrokredite, Spar- und Versicherungsmechanismen.

Diese Menschen benötigen ein von den Regierungen bereitgestelltes soziales Netz, das Krisen abfedert und ihr Recht auf Nahrung gewährleistet.[4]

Soziale Sicherung ist ein weiter Begriff, der in den vergangenen Jahrzehnten immer stärker in die Entwicklungsdebatte Eingang fand. Er bezeichnet in der Regel eine Kombination aus beitragsgestützter Sozialversicherung und aus Steuergeldern oder Zuwendungen finanzierten Sozialhilfeprogrammen. Die Sozialversicherung (*social insurance*) unterstützt alte Menschen, die aus dem Arbeitsleben ausgeschieden sind, Arbeitslose, Unfallopfer, Kranke, Behinderte und Hinterbliebene. Die Sozialhilfe dagegen richtet sich an akut oder chronisch Arme sowie andere Menschen, die durch Vertreibung, Flucht, Kriege, Verlust von Haus, Wohnung oder Besitz in einer Notlage sind. In der Debatte um Entwicklung liefert die soziale

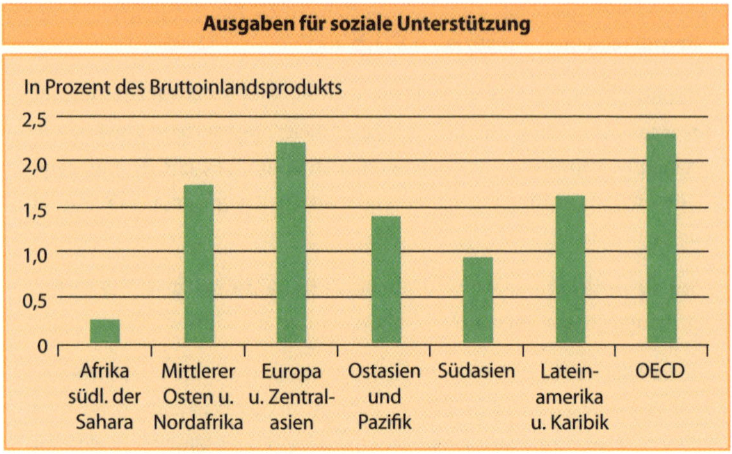

Abbildung 32 Ausgaben für Sozialhilfe[5]

Sicherung viele neue innovative Ansätze, auch für Gegenden und Bevölkerungsgruppen, die in dieser Hinsicht bisher wenig Beachtung fanden.

Auch in den zitierten Leitlinien zur Umsetzung des Rechts auf Nahrung wird gefordert: Staaten sollten, ihren Ressourcen entsprechend, soziale Sicherung oder Leistungen anbieten und diejenigen Bevölkerungsgruppen absichern, die dies aus eigener Kraft nicht schaffen.[6]

Auch das Internationale Forschungsinstitut für Ernährungspolitik (IFPRI) plädiert in seinem jüngsten Strategievorschlag zur Bekämpfung von Hunger und Unterernährung für eine Kombination von Investitionen in die Agrarwirtschaft und sozialer Absicherung.[7] Letztere muss gezielt auf den Ernährungs- und Gesundheitsstatus der Bedürftigen ausgerichtet werden. Nur wer angemessene Nahrung aufnimmt und gesund ist, kann produktiv im Arbeitsprozess sein. Soziale Maßnahmen können sich sowohl an wirtschaftlich aktive Bevölkerungsgruppen richten, damit diese ihre Arbeitsproduktivität besser entfalten, oder an kranke oder alte Menschen, für die so eine soziale Unterstützung existenziell ist. Dieser integrierte Investitionsansatz, der Wirtschaft und Soziales miteinander verbindet und alle Aspekte der Ernährungssicherung berücksichtigt, richtet sich gezielt an die armen Haushalte.

In der Vergangenheit machten hohe Verwaltungskosten, aber auch Planungsfehler und Korruption, die angestrebten Effekte von Sozialprogrammen oft zunichte. Trotz hoher Finanzmittel waren die Resultate nicht befriedigend.[8] Ganz wichtig für den Erfolg ist es, dass es gelingt, die bedürftigen Familien mit angemessenen Leistungen genau im richtigen Moment zu erreichen. Die größte Wirkung ist dort zu erwarten, wo die Ärmsten leben, bei denen schlechte Ge-

	Soziale Sicherung (social security)			Sozialhilfe (social assistance)			
Land	**Formaler Sektor**	**Generelle soziale Sicherung**		**Sektorale Sozialhilfe – Transferleistungen in Form von Nahrung oder Geld**			**Nothilfe Leistungen**
	Absicherung gegen Krankheit, Arbeitslosigkeit etc.	Armutsbezogene soziale Sicherung	Absicherung für Kinder (Fonds für Mädchen)	Gesundheitsbezogene Transfers (Geburtshilfe, Impfungen)	Bildungsbezogene Transfers (Schulspeisung)	Beschäftigungsbezogene Transfers (cash for work)	Überlebenshilfe bei Katastrophen, Kriegen oder anderen Schocks
Afghanistan	X	x				x	x
Bangladesch	X	x		X	x	x	x
Bhutan	X	x			x		
Indien	X	x	x	X	x	x	x
Malediven	X	x			x		x
Nepal	X	x	x	X	x	x	x
Pakistan	X	x	x	X	x	x	x
Sri Lanka	X	x		X	x	x	x

Tabelle 4 Soziale Sicherung am Beispiel Südasiens[9]

sundheit und Unterernährung die Entwicklung hemmen. Bisher sind Sozialprogramme in diesen Regionen aber eher eine Seltenheit (siehe Abbildung 32).

Am Beispiel der sozialen Sicherung in Südasien zeigt sich die Vielfalt möglicher Interventionen (siehe Tabelle 4).

Ein innovatives Beispiel für soziale Sicherung ist das Programm »Challenging the Frontiers of Poverty Reduction« in Bangladesch. Es baut Grundvermögen in armen Haushalten auf (etwa durch Hilfe bei der Aufzucht von Kleintieren), anstatt lediglich Geld bereitzustellen. In Indien räumt das »National Rural Employment Guarantee Scheme« Einwohnern auf dem Land das Recht ein, ein öffentliches Arbeitsprogramm für ihre Gegend zu verlangen, um dort mitzuarbeiten. Ist keine Arbeit verfügbar, können sie eine Entschädigung für den Arbeitsausfall in Anspruch nehmen. Das kann auch eine Sozialleistung sein, die der jeweilige Bundesstaat gewährt. Grundlage dieses Ansatzes ist das Recht auf soziale Sicherung, auch wenn er es mit einem Arbeitseinsatz als Gegenleistung verknüpft. Beide Beispiele garantieren, dass die Leistung dort ankommt, wo sie am dringendsten benötigt wird.

Die Sozialhilfe, die sich mit Transferleistungen an Menschen richtet, die ihren Lebensunterhalt nicht selbst bestreiten können, gewinnt auch für die Entwicklungsländer seit den neunziger Jahren immer mehr an Bedeutung. Zu diesen s*ocial safety nets* zählt Nahrungsmittelhilfe (*food aid*) genauso wie Geldzahlungen (*social cash transfers)* als Gegenleistung in Beschäftigungsprogrammen oder bei einer Teilnahme an Bildungsmaßnahmen oder Gesundheitsvorsorge. Im weiteren Sinne zählen dazu auch Mikrokredite oder Spar- und Versicherungsverträge, die arme Haushalte gegen konjunkturelle Krisen absichern. Sie gleichen Einkommensschwankungen aus und sind wichtige Instrumente für Risikomanagement.

Handelt es sich bei den Bedürftigen um unterernährte Kinder oder Haushalte, die mehrere Monate jährlich ihren Kalorienbedarf weder durch Eigenproduktion noch Zukauf decken können, können

Geldzahlungen (*cash transfers*)	Es können Güter angeschafft werden. Der Ausverkauf des Haushaltes in Krisen wird verhindert.
	Einkommen aus Beschäftigungsprogrammen wurden für den Kauf von Nahrung und landwirtschaftlichen Betriebsmitteln eingesetzt, was die Produktion steigerte. Investitionen in Kleinvieh senkten die Anfälligkeit für Krisen.
	Gelder aus Beschäftigungsprogrammen entlasteten Gemeinden von Ausgaben für soziale Sicherung.
	Sie verhinderten das Aufnehmen privater Kredite .
Lebensmittelleistungen (*food transfers*)	Die Haushalte konsumierten mehr Nahrungsmittel, Erträge aus der Eigenproduktion wurden geschont. Die Zeiten knapper Nahrung im Jahr wurden überbrückt.
Sachleistungen (*input transfers*)	Saatgut verlängerte die Anbauzeiten im Jahr um zweieinhalb Monate und erhöhte die Produktion.
	Dürren begrenzten den Effekt von Sachleistungen.
	Sie waren nur kurzfristig und hatten keine nachhaltige Wirkung.
Vermögenstransfers	Vermögenstransfers haben zu gemeindeorientierter Ernährungssicherung beigetragen.
	Haushaltsnahrungsdefizite sind um 18 Prozent zurückgegangen.
Vermögensaufbau	Der Bau von Straßen und Pisten im Rahmen von Beschäftigungsprogrammen hat die Nahrungsmittelpreise um ein Viertel sinken lassen.

Tabelle 5 Ernährungseffekte sozialer Transferprogramme[10]

sie durch Unterstützung zur Ernährungssicherung (*food assistance*) ihre Situation verbessern. Wie soziale Transfersysteme zur Ernährungssicherung führen und dabei auch Armut bekämpfen, wurde in einer Wirkungsstudie für die britische Entwicklungszusammenarbeit herausgearbeitet (siehe Tabelle 5).[11]

Box 28

Elemente der sozialen Sicherungs- und Transfersysteme[12]

Provision: Ein tägliches Leistungspaket, das Grundbedürfnisse deckt. Meist wird es aber nur vorübergehend gewährt, um etwa einen Ernteausfall zu überbrücken.

Prävention: Hilfe, die kurzfristig verhindert, dass Land, Nutztiere oder anderer Besitz verkauft werden muss, um damit Grundbedürfnisse zu befriedigen.

Promotion: Unterstützung bei der Anschaffung von Gütern, deren Investment später Vermögen schafft und den Haushalt von sozialer Sicherung unabhängiger macht, etwa durch den Kauf eines Nutztieres oder besseren Saatguts.

Transformation: Ist die soziale Sicherung rechtlich abgesichert, ermöglicht das langfristig armen Haushalten, Krisen unbeschadet zu überstehen.

Wenn Programme sozialer Sicherung Erfolg haben sollen, dürfen sie sich nicht nur an dem Schweregrad eines Problems (etwa Unterernährung) orientieren, sondern sollen auch Ansporn sein. Gewichtszunahme bei Kindern, regelmäßiger Schulbesuch bei Mädchen oder Ähnliches werden dann belohnt. Eine Sondersituation besteht, wenn es sich um Opfer von Naturkatastrophen oder Kriegen handelt. Auf den Kreislauf der Armut wirken soziale Sicherungssysteme auf verschiedene Weise (siehe Box 28). In erster Linie geht es um die Befriedigung von Grundbedürfnissen (Provision). Die betroffenen Menschen sollen aufgrund ihrer Armut nicht genötigt werden, ihre verbliebenen Vermögenswerte zu verkaufen, um vorübergehende Nahrungsdefizite auszugleichen (Prävention). Wenn durch die Transfers Vermögenswerte angespart werden können, und eine Bäuerin zum Beispiel damit eine Kleintierzucht startet, kann langfristig sogar durch den Verkauf der Nachzucht Vermögen aufgebaut werden (Promotion). Im besten Fall werden sogar Rechtsrahmen geschaffen, die langfristig soziale Sicherung für die Menschen garantieren und sie vor ungewollter Armut dauerhaft schützen (Transformation).

Lernerfahrungen von *Cash-for-Work*-Programmen (CfW) der GTZ in Nord-Afghanistan[13] **Box 29**

Die Deutsche Gesellschaft für Technische Zusammenarbeit (GTZ) führt seit 2004 in Afghanistan *Cash-for-Work*-(CfW)-Programme durch. Diese Förderprogramme binden arme, ungelernte Arbeitskräfte gegen eine tägliche Entlohnung von umgerechnet 3 bis 4 US-Dollar in öffentliche Beschäftigungsmaßnahmen ein. Ziel ist es, die Ernährungssicherung der Haushalte zu verbessern und gleichzeitig den Wiederaufbau der Infrastruktur unter schwierigen Bedingungen voranzutreiben. Der Ausbau von Straßen, Brücken, Schulen und Trinkwasserversorgungssystemen soll die wirtschaftliche Entwicklung ankurbeln. Im Jahr 2006 profitierten davon 100 000 arme Haushalte im ländlichen Raum. Die Verbesserung der Transportwege ermöglichte die Wiederaufnahme von Handel, öffentliche Verkehrsmittel erhöhen heute die Mobilität, und viele Menschen haben wieder verbesserten Zugang zu Schulen und Krankenhäusern. Entlang den neuen Straßen entstanden viele kleine Läden und erleichterten den Kauf von Haushaltsgütern. Das zusätzliche, wenn auch geringe Einkommen wurde weitgehend für den Zukauf von Nahrungsmitteln eingesetzt. Insgesamt zeigte das Beispiel Afghanistan, dass großangelegte Cash-for-Work-Programme trotz logistischer Schwierigkeiten erfolgreich durchgeführt werden können und breitenwirksam sind.

Soziale Sicherungssysteme können langfristige Wandlungsprozesse herbeiführen, zum Beispiel indem sie helfen, Sozial- und Ökostandards durchzusetzen.

Gesundheit: Behandlung, Vorsorge, Beratung

Nur wenn Menschen gesund sind und in einer Umgebung leben, die sie nicht krank macht, kann Nahrung vom Organismus richtig verwertet werden. Um das zu erreichen, sind Gewichtskontrollen oder Mutter-Kind-Vorsorgeuntersuchungen geeignet, wie sie in Gesundheitsstationen oder im Rahmen gemeindeorientierter Programme der öffentlichen Gesundheit angeboten werden. Der Grad der Unterernährung entscheidet dann über die Art der Behandlung und Intervention.

Entweder es werden zusätzliche Rationen an die Familie verteilt oder das Kind muss, wenn sein Zustand bedrohlich ist, medizinisch therapiert werden. In schlecht versorgten Regionen können Schulkinder durch regelmäßige Schulspeisungen zumindest eine adäquate Mahlzeit am Tag erhalten. Außerdem kommen Mädchen und Jungen dann regelmäßiger zum Unterricht. So werden Ernährungs- und Bildungsstatus gleichzeitig angehoben. Ist die Unterernährung lebensgefährlich, werden Spezialnahrungen und Medikamente nötig. Zum Beispiel wird bei Durchfallerkrankungen eine salz- und elektrolythaltige Trinklösung nötig, damit das Kind nicht an Wasser- und Mineralienverlust stirbt. Behandelt werden auch Malaria oder Atemwegserkrankungen sowie Wurmbefall.

Geht es nicht um die Folgen, sondern um die Ursachen von Unterernährung, so sind vor allem verbesserte Gesundheitsdienstleistungen, Hygienestrategien oder auch ein angemessenes Fürsorgekonzept gefragt. Weil Infektionskrankheiten und Ernährungsstatus in direktem Zusammenhang stehen, liegt auf der Vorbeugung und Kontrolle der häufigsten Infektionen bei Kindern ein besonderes Augenmerk. Dazu dienen Impfprogramme, die jedoch bei weitem nicht in allen Ländern durchgeführt werden. Gegen Malaria werden als Prävention auch imprägnierte Moskitonetze eingesetzt. Beratung soll dafür sorgen, dass hygienisch saubere Nahrung vor Durchfallerkrankungen schützt, Koch- und Feuerstellen aus geschlossenen Wohnräumen entfernt werden und richtige Kleidung Kälte und Feuchtigkeit abhält.

Zentrale Infektionsquelle in Entwicklungsländern ist das zur Verfügung stehende Wasser, das meistens hygienisch bedenklich ist. Richtige Lagerung, Filtration, regelmäßige Chlorierung oder auch Abkochen zeigen bereits enorme Erfolge. Auch auf vom Trinkwasser getrennte Abwasser- und Fäkalienbeseitigung muss gedrängt werden.

Box 30

Teilbereiche der Fürsorge von Kindern und Müttern als Handlungsfeld in der Ernährungssicherung[14]

Fürsorge für Kinder (*care for children*):

1. Richtige Nahrungszubereitung und Lebensmittellagerung, um die Qualität zu bewahren
2. Bedarfsgerechte Ernährung für das Kind und die ganze Familie, auch bei Krankheit (Durchfall, HIV-AIDS u.a.)
3. Psychosoziale Betreuung des Kindes
4. Angemessenes Hygiene- und Gesundheitsverhalten
5. Spezielle Fürsorge für Neugeborene

Fürsorge für Frauen (*care for women*):

1. Angemessener und bedarfsgerechter Verzehr von Nahrung
2. Guter Gesundheitszustand
3. Familienplanung und ausreichender Abstand zwischen den Geburten
4. Schwangerschaftsvorsorge und Geburtshilfe
5. Freizeit, Ruhe- und Erholungsphasen
6. Schutz vor Misshandlung

Wichtiger Ansatzpunkt für eine Verbesserung der Gesundheit in der Familie ist die Mutter.[15] Ihre Fürsorge ist zentral für alle Bereiche der Ernährungssicherung. Fürsorge meint dabei sowohl die Sorge für die Kinder wie auch Fürsorge für Frauen selbst, was ihre Ernährung und Gesundheit angeht. Ernährungswissen muss sich in Verhalten äußern und richtig umgesetzt werden (siehe Box 30).

Die Gesundheits- und Ernährungsberatung für Frauen ist ein wesentlicher Erfolgsfaktor für öffentliche Gesundheit. Je mehr die Mütter über Zusammensetzung und Funktion von Mahlzeiten wissen, desto besser können sie ihre Kinder ernähren. So bestätigt sich auch in zahlreichen Studien der positive Zusammenhang zwischen dem Bildungsstatus der Mütter und dem Ernährungsstatus der Kinder.[16]

Inzwischen rücken auch die Väter mehr ins Augenmerk der Gesundheits- und Ernährungsberatung. An sie werden etwa im Radio

Box 31

Zentrale Schlüsselbotschaften zum Stillverhalten: Was jede Familie und Gemeinde wissen sollte[17]

1. Muttermilch – und nur Muttermilch – ist für die ersten sechs Monate des Kindes das einzige Nahrungsmittel und die ausschließliche Flüssigkeit, die ein Säugling benötigt.
2. HIV-infizierte Mütter können das Virus während des Stillens auf ihr Kind übertragen. Dieses Risiko lässt sich minimieren, wenn ein erfahrener Gesundheitshelfer zurate gezogen wird.
3. Neugeborene sollten unmittelbar nach der Geburt bei der Mutter bleiben, damit bereits eine Stunde nach der Entbindung mit dem Stillprozess begonnen werden kann.
4. Häufiges Stillen regt die Produktion von Muttermilch an und führt dazu, dass so gut wie alle Frauen erfolgreich stillen können.
5. Stillen vermindert die Infektionsgefahr des Säuglings gegenüber gefährlichen Erkrankungen und baut eine enge Bindung zwischen Mutter und Kind auf.
6. Flaschennahrung kann Infektionen übertragen und begünstigt die Kindersterblichkeit. Kann die Mutter nicht stillen, sollten entweder Muttermilch oder eine Ersatzmilch mit einer sauberen Flasche gegeben werden.
7. Nach dem sechsten Lebensmonat benötigt das Kind Zusatznahrung, dennoch sollte das Stillen in Entwicklungsländern begleitend mindestens bis zum 2. Lebensjahr fortgeführt werden.
8. Frauen, die außerhalb des Haushalts arbeiten und dort keine Möglichkeiten zum Stillen haben, sollten zumindest in der verbliebenen Zeit so oft wie möglich ihr Kind stillen.
9. Alleiniges Stillen während der ersten sechs Monate gibt Frauen zu 98 Prozent die Sicherheit, in diesem Zeitraum nicht wieder schwanger zu werden. Voraussetzung ist allerdings, dass die Menstruation noch nicht wieder eingesetzt hat und das Kind möglichst Tag und Nacht gestillt wird.

Schlüsselbotschaften gesendet, zum Beispiel zur Familienplanung, zu den Folgen sexuell übertragbarer Krankheiten oder zur Geburtenkontrolle. Größere Abstände zwischen den Geburten mindern

Ernährungsverhalten bei HIV/AIDS[18]

Box 32

- HIV-/AIDS-Betroffene haben einen 10 bis 30 Prozent höheren Energiebedarf.
- Kinder erhalten dadurch auch zu wenig Energie, dies muss bei der Ernährung berücksichtigt werden.
- Es ist nicht ausreichend untersucht, ob zusätzliche Proteingaben notwendig sind.
- Die Aufnahme von Mikronährstoffen sollte sichergestellt sein.
- Schwangere und Stillende sollten grundsätzlich den Standardempfehlungen des Stillens folgen. Ist bei Stillenden eine HIV-Infektion diagnostiziert, ist abzuwägen, ob die optimalen Bedingungen für Flaschennahrung (Hygiene etc.) gegeben sind, um das Stillen zu ersetzen. Ist der HIV-Status unbekannt, wird Stillen während der ersten sechs Monate empfohlen.
- Anti-Retrovirale Medikamente sollten mit der Nahrung zusammen genommen werden. Sie können Nebenwirkungen wie Übelkeit oder Appetitlosigkeit auslösen, die durch Aufnahme ausreichender Nahrung ausgeglichen werden müssen.

die Belastung der Frauen, die in Gemeinden mit hoher Bevölkerungsrate oft zu hoch ist.

Besondere Anforderungen stellt die Ernährung von HIV-Infizierten oder AIDS-Kranken, um den Immunstatus nicht zu verschlechtern. Das gilt auch für infizierte oder erkrankte Schwangere und Stillende.

Krisenintervention durch Nahrungsprogramme

Als unmittelbare Hilfe können Ernährungshilfen entweder akut betroffene Zielgruppen versorgen oder längerfristig Vitamin- und Mineralstoffmangel in bestimmten Regionen ausgleichen. Das kann große Wirkung erzielen – wenn es gelingt, im richtigen Moment die richtigen Risikogruppen zu erreichen.

Box 33

Lernerfahrungen zu effektiven Ernährungsmaßnahmen[19]

- Stillberatung, Anreicherung oder Gaben von Mikronährstoffen (Vitamin A, Zink) und die Behandlung akuter Unterernährung haben von allen Interventionen den höchsten Wirkungsgrad, wenn es um den Rückgang von Kindersterblichkeit und Krankheitshäufigkeit geht.
- Nahrungsergänzungsmittel können – nach individueller Beratung – sowohl gut oder überernährten als auch unterernährten Menschen helfen. In Kombination mit Nahrungsmittelhilfe und Geldtransfer sind sie ein wichtiges Mittel im Kampf gegen Unterernährung.
- Interventionen zur Verbesserung des Gesundheitsstatus von Frauen (Mikronährstoffgaben wie Eisen, Folat, Kalzium und ausgeglichene Energie-Proteinnahrung) haben positive Effekte auf Geburt und Gesundheit.
- Gewichtskontrollen ohne Ernährungsberatung haben keine eindeutig nachgewiesene Wirkung, auch wenn sie ein wichtiger Bestandteil der primären Gesundheitsvorsorge sind.
- Schulspeisungen eignen sich kaum zur Bekämpfung von Unterernährung von Kindern unter fünf Jahren.
- Trotz vieler positiver Ernährungseffekte von Kurzzeitinterventionen ist die chronische Unterernährung nur durch lang andauernde Verbesserungen in den Bereichen Bildung, ökonomische Situation und Stärkung (*empowerment*) von Frauen zu erreichen.

Allgemeine Verteilungsprogramme (*general food distribution*) sichern nach Katastrophen, in Flüchtlingscamps oder anderen Krisen eine tägliche Standardration an Grundnahrungsmitteln für einen begrenzten Zeitraum. Nahrungsmittel werden vorrangig an Kinder sowie an stillende und schwangere Frauen verteilt, wobei schwer zu kontrollieren ist, ob sie wirklich den Betroffenen zugute kommen und sich ein verbesserter Ernährungszustand auch tatsächlich nachweisen lässt. Erfahrungen zeigen, dass Nahrungsrationen häufig an alle Haushaltsmitglieder weiterverteilt wurden. Darüber hinaus sollte bei Nahrungsprogrammen immer zunächst erfasst werden, inwieweit die Mitglieder eines Haushalts selbst in der Lage sind, sich aus eigener Kraft zu ernähren. Dies ist nicht der Fall, wenn etwa die notwendigen Produktionsgrundlagen vorhanden sind, aber nicht angemessen genutzt werden, weil das Wissen oder die Ressourcen zur Anwendung fehlen.

Mit gutem Erfolg lässt sich der Mangel an Mikronährstoffen bekämpfen.[20] Verteilungskampagnen von Vitamin-A-Kapseln oder andere Mikronährstoffgaben (Eisen, Jod) sparen dabei beträchtliche Kosten, wenn rechtzeitig eine entsprechende Diagnose gestellt wurde oder auch wenn der Mikronährstoffmangel als ein öffentliches Gesundheitsproblem eingestuft und Präventivmaßnahmen umgesetzt wurden. Haben Haushalte ausreichenden Zugang zu Grundnahrungsmitteln, ist auch die Anreicherung mit Jod (Salz) oder Eisen (Brot) eine erfolgreiche Strategie. In den meisten Fällen wird das Thema in die laufenden Gesundheitsprogramme integriert: Zum Beispiel erhalten Schwangere bei den Vorsorgeuntersuchungen entsprechende Mikronährstoffe und werden gleichzeitig über deren Wichtigkeit aufgeklärt.

Das Zeitfenster für die Verbesserung des Ernährungsstatus (*window of opportunity*) bei Kindern ist relativ klein. Es beginnt bei der Empfängnis, neun Monate vor der Geburt, und erstreckt sich bis zum Ende des zweiten Lebensjahres. In diesem Zeitraum wird das Fundament für chronische Unterernährung gelegt, weil Einflüsse wie Unterernährung der Mutter, falsches Stillverhalten, Infektionsgefahr durch unsaubere Zusatznahrung und Wasser am größten sind und Konsequenzen für die weitere Entwicklung des Kindes haben. Die Schäden für das körperliche Wachstum und die geistige Entwicklung sind in der Regel irreversibel und können später nur noch gelindert, aber nicht mehr behoben werden, wie Abbildung 33 zeigt. Dabei unterschieden sich die verschiedenen Regionen Lateinamerikas, Afrikas und Asiens nicht in der Tendenz, sondern lediglich im Schweregrad der sich entwickelnden Unterernährung.

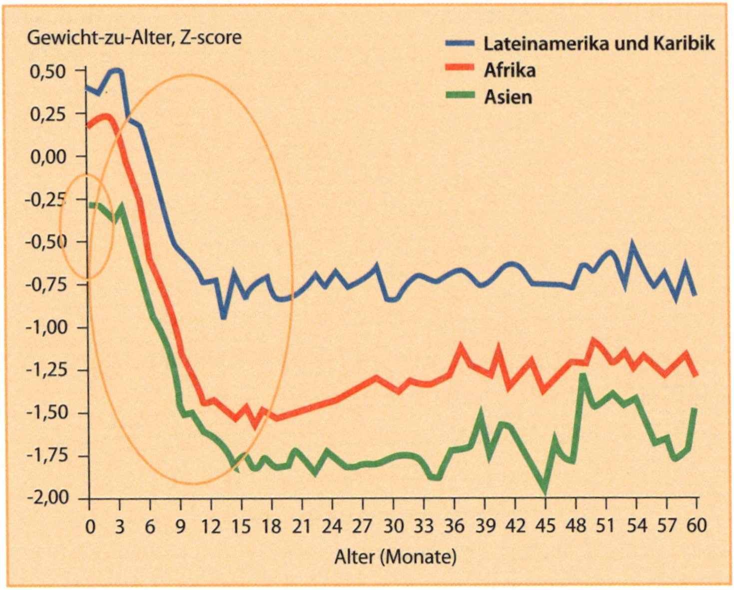

Abbildung 33 Zeitraum, in dem sich die Unterernährung bei Kindern entwickelt[21]

Ausbau der Trinkwasserversorgung und der Sanitäreinrichtungen

Die Nutzung des *window of opportunity* gilt in der Bekämpfung des Hungers als zentraler Ansatzpunkt für Ernährungs- und Gesundheitsprogramme und ist mittlerweile Bestandteil zahlreicher nationaler und internationaler Strategien.[22] Diese können nur erfolgreich sein, wenn die Gesundheitsdienste vor Ort einen sicheren Rahmen bieten. Hinzu kommen eine funktionierende Trinkwasserversorgung und richtige Abwasserentsorgung. Viele Länder sind davon noch weit entfernt (siehe Abbildung 34).

Solange aber Trinkwasserversorgung und sanitäre Einrichtungen als Rahmenbedingungen für Ernährungssicherung in Haushalten noch fehlen, werden viele positive Effekte direkter Ernährungspolitik wieder zunichte gemacht.

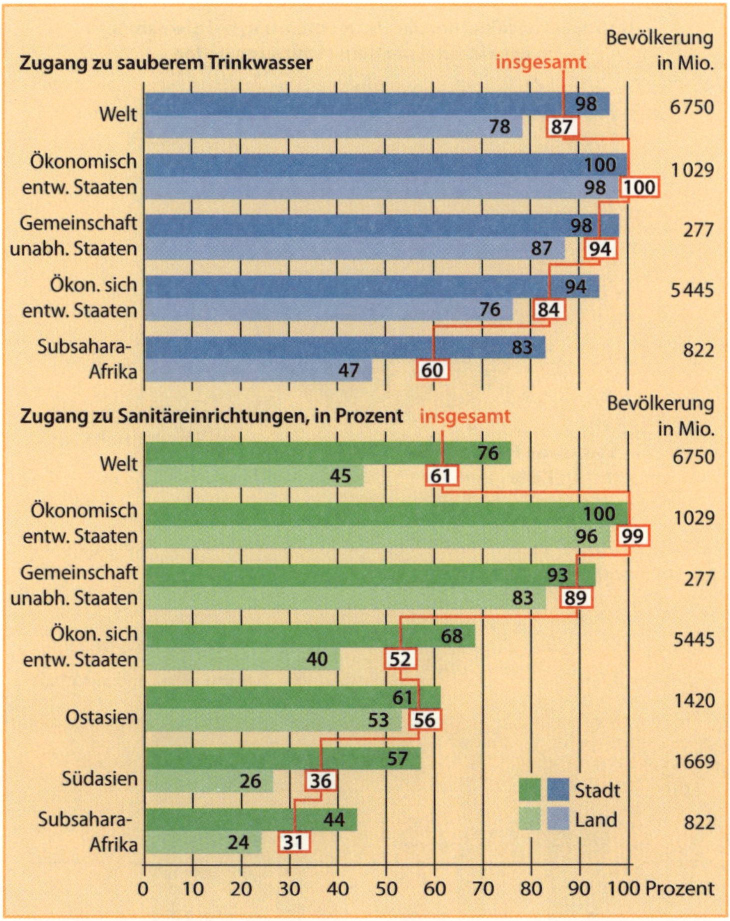

Abbildung 34 Trinkwasserversorgung und Sanitäreinrichtungen im weltweiten Vergleich[23]

Empowerment der Frauen

Die Ernährungssicherung auf Haushaltsebene liegt ganz entscheidend in der Hand der Frauen.[24] Unterernährung und Sterblichkeit bei Kindern sind in den Ländern am höchsten, in denen Frauen dis-

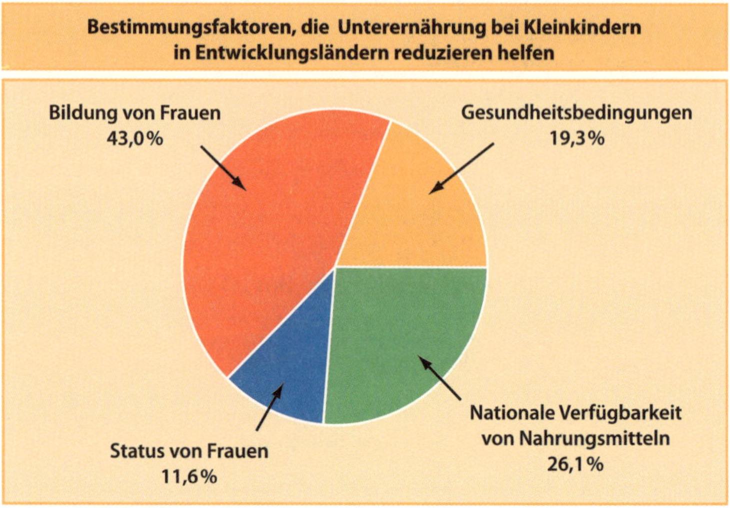

Abbildung 35 Beitrag verschiedener Bestimmungsfaktoren zur Reduktion kindlicher Unterernährung (1970-95)[25]

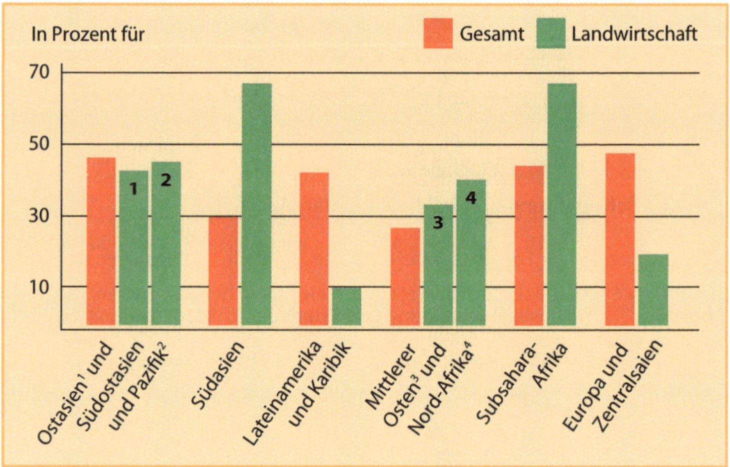

Abbildung 36 Anteil der Frauen in der Beschäftigung und Landwirtschaft nach Regionen[26]

kriminiert werden und wenig Zugang zu Bildung und Beschäftigung haben.

Die Ausbildung von Frauen, von der Grundschule bis zu akademischen Bildungsinstitutionen, hat nicht nur generell Einfluss auf das Ernährungswissen,[27] sondern ist vor allen anderen bestimmenden Faktoren der mächtigste Hebel zur Bekämpfung von Unterernährung. Wie wichtig Bildung bereits im frühen Kindesalter ist, zeigt ein Beispiel aus Bangladesch (siehe Box 34).

In den meisten Ländern nehmen Frauen die zentrale Stellung in der Produktion, Verarbeitung und Vermarktung von Nahrung ein. Sie sind verantwortlich für Pflanzung, Ernte, Lagerung und Zubereitung.

Gleichzeitig haben Frauen im Vergleich zu den Männern weniger Anteil an und Kontrolle über Ackerflächen, Produktionsmittel wie Saatgut, Dünger, Technologien oder auch Einkommen aus der Vermarktung. Da der Zugang zu Land am wichtigsten für die Ernährungssicherung ist, müssen mehr Frauen daran beteiligt werden. Sämtliche Förderstrategien sollten Frauen ausdrücklich Zugang zu Land in den ländlichen und städtischen Regionen ermöglichen und dafür Sorge tragen, dass das ein zentraler Punkt der nationalen Programme und Strategien zur Hungerbekämpfung wird (Box 35).

Box 34

Frühe Schulbildung von Mädchen in Bangladesch[28]

Ein Programm zur Förderung von Mädchen in Schulen ist das »Female Secondary School Assistance Project«. Es bietet Mädchen Stipendien, wenn sie sich mit einer späten Heirat einverstanden erklären, um zuvor ihre Sekundarschule abzuschließen. Das seit 1993 von der Internationalen Entwicklungsorganisation (IDA) finanzierte Programm deckte als *social safety net* im Jahr 2002 ein Viertel des ländlichen Bangladesch ab. Es beruht auf einem IDA-Kredit von 115 Millionen und einem nationalen Budget von 28 Millionen US-Dollar. Über eine Million Mädchen konnten bisher mit dem Programm erreicht werden; ein Großteil davon hat ein Stipendium erhalten. Mit einer jährlichen Investitionssumme von nur 121 US-Dollar pro Schülerin ist das Programm eines der erfolgreichsten Sozialprogramme weltweit.

Box 35

Frauen und Landrechte[29]

In internationalen Konventionen ist der gleichberechtigte Zugang von Frauen und Männern zu Land und anderen Ressourcen zwar festgeschrieben. Frauen besitzen in den Entwicklungsländern aber nur 10 Prozent der Anbaufläche und weniger als 2 Prozent der Bodenrechte. Dabei ist ihr Beitrag zur Nahrungsmittelproduktion und Ernährungssicherung erheblich.

Box 36

Frauen – der Schlüssel zur Ernährungssicherung[30]

Zentrale Erkenntnisse:

1. Frauen, die Zugang zu Agrartechnologien erhalten, bewirken damit eine größere Armutsminderung als Männer.
2. Wenn Frauen und Männer gleichberechtigt landwirtschaftliche Produktionsmittel einsetzen, führt das zu deutlichen Zuwächsen in der Produktivität.
3. Geschlechtsspezifische Ungleichheiten von Eigentumsrechten führen zu einem schlechteren Rohstoff-Management.
4. Die Verbesserung der Stellung von Frauen stärkt Gesundheit, Langlebigkeit und Arbeitsproduktivität ihrer Kinder.
5. Erreichen Programme zielgerichtet Frauen, profitiert der gesamte Haushalt davon, insbesondere Mädchen.
6. Der wirtschaftliche und soziale Status von Frauen ist einer der wichtigsten Faktoren, um der Ausbreitung der HIV-Infektion entgegenzutreten oder aber Familien in die Lage zu versetzen, mit den Konsequenzen der Krankheit fertigzuwerden.
7. Es gibt keine Einzelstrategie zur Förderung der Landrechte von Frauen.

Zentrale Empfehlungen:

- Reform und Überwachung von Institutionen zur Bekämpfung von geschlechtsspezifischer Diskriminierung und zur Förderung des Status von Frauen.
- Zielgerichteter Zugang von Frauen zu Ressourcen.
- Verbesserung der Möglichkeiten von Frauen, aktiv am Entwicklungsprozess teilzunehmen.

Ein weiterer Schlüssel zur besseren Ernährung ist die gesellschaftliche Stellung der Frau (siehe Box 36). Je mehr sie dem Mann gleichgestellt ist und eigene Entscheidungen im Haushalt treffen kann, umso weniger treten Hunger und Armut auf.[31]

Kapitel 7

Paradigmenwechsel

Global denken – lokal handeln

Die komplexen Ursachen des Hungers, die speziellen nationalen Problemlagen und die vielschichtigen Handlungsansätze internationaler Akteure zeigen, dass es kein allgemeingültiges Modell zur Nahrungs- und Ernährungssicherung gibt. Die Praxis lehrt stattdessen, dass spezifische lokale und regionale Lösungsansätze gefunden und umgesetzt werden müssen – am besten gemeinsam mit den Betroffenen. So kann Schulbildung für Mädchen in Pakistan oder Niger der erfolgversprechendste Ansatzpunkt zur Bekämpfung der Unterernährung sein, während es in Brasilien die Verbesserung des Umweltschutzes oder die Regulierung von Landbesitz sind.

Keiner der Ansätze, die in diesem Buch diskutiert werden, lässt sich einfach auf andere Länder übertragen. Die vielen Verflechtungen und Bezüge, die bei der Bekämpfung von Hunger eine Rolle spielen, müssen jedes Mal je nach Land oder Bevölkerungsgruppe neu analysiert werden. Sehr unterschiedlich wirken sich auch globale Faktoren wie der Klimawandel oder die Agrarpreispolitik aus.

Auch wenn die Wirkungsmechanismen, die Unterernährung und Hunger zugrunde liegen, breit untersucht und publiziert wurden, so funktionieren Ernährungssicherung und Hungerbekämpfung in den unterschiedlichen Regionen der Welt nach ganz eigenen Mechanismen. Die Erkenntnisse darüber müssen immer wieder an nationale, regionale oder lokale Strukturen angepasst und ihre Wirksamkeit unter diesen neuen Rahmenbedingungen kritisch überprüft werden (siehe Teil III).

Nachhaltigkeit statt Wachstum wie bisher

Die Produktions- und Ernährungsmuster der westlichen Welt sind durch allgemeinen Überfluss und Verschwendung, enormen Energieverbrauch, eine hoch industrialisierte Nahrungsmittelproduktion und zum Teil qualitätsarmen Konsum geprägt. Die Menschen haben zwar ausreichend Kalorien zur Verfügung; sie nehmen sogar ein Vielfaches dessen auf, was sie eigentlich benötigen. Eine angemessene Nahrungszusammensetzung ist damit aber längst nicht gewährleistet. Die Verhaltensweisen und Konsummuster der Wohlhabenden dieser Welt sind demnach nicht die Lösung für die Probleme der Zukunft, sondern Teil der Krise.

Statt um weiteres Wachstum muss es darum gehen, eine nachhaltige Ernährung sicherzustellen. Nicht nur die Wahl der Lebensmittel ist dabei wichtig. Auch Ressourcenverbrauch, Herstellung, Handel, Transport und Verwertung sind wichtige Kriterien im Rahmen der weltweiten Nahrungs- und Ernährungssicherung.

Die Welt braucht – in den postindustriellen Gesellschaften genauso wie in den Schwellen- und Entwicklungsländern – eine andere Lebensweise, die trotz aller lokalen Differenzierung mithilfe einer nachhaltigen Landwirtschaft global eine gerechte Verteilung von Ressourcen begünstigt, Umwelt- und Artenschutz sichert, die Gesundheit und die Bildungschancen verbessert. Ein solcher Wandel von Konsummustern und Lebensgewohnheiten kann nicht über Nacht entstehen. Zugleich drängt die Zeit.

»Wenn wir so weiter machen wie bisher, dann lässt sich die Weltbevölkerung schon in den nächsten 50 Jahren nicht mehr ernähren«, warnt Bob Watson, der Kopf des Agrarrates IAASTD 2009, im Weltagrarbericht. Er fordert, der immer größer werdenden Kluft zwischen Arm und Reich entschiedener als bisher entgegenzutreten.[1]

Im Gegensatz zu medienträchtigen Katastrophen wie dem Erdbeben in Haiti oder der Flutkatastrophe in Pakistan 2010 dringen ebenso folgenschwere Krisen wie der anhaltende Hunger im Niger oder im Tschad seit Jahren nicht in das Bewusstsein der Weltöffentlichkeit. Handeln jetzt und sofort! Diese einseitige Wahrnehmung zu verändern und die Welternährung auf die Agenda der globalen Öffentlichkeit zu setzen, ist die Forderung einer großen Gruppe von Akteuren, die nach einer gemeinsamen Agenda auf globaler, nationaler und lokaler Ebene strebt und dafür neue Referenzrahmen geschaffen hat (siehe Kapitel 9).

Die Welt braucht eine neue Welternährungspolitik.

Teil III

Was ist zu tun? Die Agenda für Akteure

Kapitel 8

Die Agenda für nationale Regierungen

»Wann, wenn nicht jetzt?
Wo, wenn nicht hier?
Wer, wenn nicht wir?«

John F. Kennedy

Die Ernährungslage von über einer Milliarde hungernder Menschen und Hunderten Millionen unterernährter Kindern kann nur dann verbessert werden, wenn viele Akteure konzertiert handeln. Den nationalen Regierungen kommt dabei eine zentrale Rolle zu: Es ist in erster Linie ihre Aufgabe, das Menschenrecht auf Nahrung zu verwirklichen. Die Umsetzung der zitierten freiwilligen Leitlinien (siehe Kapitel 4) muss im Wesentlichen von ihnen bewerkstelligt werden.

Die Leitlinien betonen aber auch die Rolle der internationalen Gemeinschaft, der internationalen Zusammenarbeit, der Zivilgesellschaft und des privaten Sektors. Alle sind aufgerufen, partnerschaftlich und koordiniert an der Verwirklichung des Rechts auf Nahrung zu arbeiten. Jeder Einzelne kann sich für ein lebenswertes Leben für alle Menschen in dieser Welt engagieren.

> »Es besteht Konsens, dass Hunger im 21. Jahrhundert inakzeptabel ist und dies umso mehr, als er zunimmt. Den Hunger zu reduzieren erfordert politischen Willen ebenso wie technische Lösungen. Ernährungssicherung ist primär die Aufgabe nationaler Regierungen und daher eine Angelegenheit von Regierungsführung (*governance*) und Rechenschaftslegung (*accountability*).«[1]

Wo Hunger und Unternährung auftreten, haben die Regierungen der betroffenen Länder die Pflicht, das Thema auf die politische

Agenda zu setzen, zu ihrem Politikfeld zu machen und Maßnahmen zur Verbesserung der Ernährungssicherung umzusetzen. Das bedeutet nicht nur, dass lokale und regionale Potenziale ausgeschöpft werden, sondern auch, dass das Anliegen der Ernährungssicherung in diesem Land in die globale Politik eingebracht werden muss.

Nicht immer tun das die Regierungen. In vielen sogenannten fragilen oder gescheiterten Staaten haben Krieg, Korruption und Willkür politische Strukturen zerstört oder ihren Aufbau verhindert. Verwaltungsstrukturen und die dazugehörigen Dienstleistungen fehlen. In solchen Ländern müssen andere agieren: Besonders den zivilgesellschaftlichen Organisationen (siehe Kapitel 10) kommt hier die Aufgabe zu, Hunger und Unterernährung zu bekämpfen.

Nur wenn nationale Entscheidungsträger einbezogen sind, können kompetente länderspezifische Zugänge zu den unterschiedlichen Nahrungs- und Ernährungsproblemen gefunden werden. Dafür gibt es inzwischen in einer Reihe von Ländern positive Ansätze auch von Regierungsseite. Nach Jahren der Vernachlässigung der landwirtschaftlichen und ländlichen Entwicklung unternehmen diese Länder erste Schritte, um die Millenniums- und andere Entwicklungsziele zu erreichen. Dazu gehört auch die Verankerung des Menschenrechts auf Nahrung in der jeweiligen Verfassung.

Das Recht auf Nahrung in der Verfassung verankern

Die freiwilligen Leitlinien zum Recht auf Nahrung geben nationalen Regierungen wie auch der internationalen Gemeinschaft wichtige Orientierungshilfen. Sie haben nur einen Nachteil: Sie sind eben »freiwillig«. Damit bleiben die hungernden Menschen dem *goodwill* von Regierungen ausgesetzt. Einklagbar werden ihre Rechte erst, wenn diese in die nationale Gesetzgebung und damit die Rechtsprechung eingehen. Dies ist in einer Reihe von Ländern inzwischen geschehen. Weltweit haben 22 Staaten das Recht auf Nahrung in die Verfassung aufgenommen. Dazu gehören zum Beispiel Kolumbien,

Box 37

Das Verfassungsrecht auf Nahrung wird verletzt – zwei Beispiele[3]

Kolumbien: Exportorientierung vor Ernährungssicherheit

Das kolumbianische Menschenrechtsbündnis Plattform für Menschenrechte, Demokratie und Entwicklung äußert schwere Bedenken gegen den Abschluss des Freihandelsabkommens zwischen der EU und Kolumbien vom Mai 2010. Dieses Abkommen begünstige Investoren und Großgrundbesitzer und vernachlässige das Recht auf Nahrung und einen angemessenen Lebensstandard von Millionen kolumbianischer Kleinbauern, Landloser und Vertriebener. Das Freihandelsabkommen fördere asymmetrische Handelsströme zwischen den beteiligten Partnern und biete europäischen Investitionen bestmöglichen juristischen Schutz. Die Mitglieder der Plattform befürchten, dass dadurch bereits bestehende Tendenzen zur Vertreibung von Kleinbauern und verstärkter Exportorientierung der kolumbianischen Landwirtschaft weiter verschärft werden. Das gefährde die Ernährungssicherheit und -souveränität des Landes: »Die kolumbianische Regierung hat bereits in den letzten Jahren großen landwirtschaftlichen Projekten den Vorzug gegenüber kleinbäuerlicher Landwirtschaft gegeben. Dank verbesserter Exportmöglichkeiten für landwirtschaftliche Produkte wird die kolumbianische Landwirtschaftpolitik noch stärker auf landwirtschaftliche Exportprodukte wie Agrotreibstoffe, Bananen, Kakao, Kautschuk, Macadamia-Nüsse und Zitrusfrüchte setzen. Ein Rückgang der Nahrungsmittelproduktion und eine verstärkte Landkonzentration sind zu erwarten.«

Indien: Schulspeisungsprogramm nur gegen Widerstände

In Indien ist das Recht auf Nahrung in Artikel 21 der Verfassung dem Recht auf Leben zugeordnet und verankert. Alle indischen Staaten sind verpflichtet, Maßnahmen zu ergreifen, um es umzusetzen. So soll ein Schulspeisungsprogramm allen Kindern in öffentlichen Grundschulen eine warme Mahlzeit pro Tag garantieren. Doch nicht alle Staaten setzten dieses Programm um. In Uttar Pradesh zum Beispiel führte erst eine umfangreiche Kampagne von FIAN, untermauert mit intensiver Fallarbeit, mehreren Recherchereisen sowie zahlreichen Schulungsprogrammen und Workshops für Gemeinden und Lehrer nach vielen Monaten dazu, dass Schulspeisungen in 16 Distrikten eingeführt wurden. Auch das Verfassungsgericht wurde angerufen. Es gab schließlich allen indischen Staaten Anweisung, das Programm flächendeckend einzuführen. Seit Oktober 2004 profitieren rund 17 Millionen Kinder in 91 425 Grundschulen in den ärmsten Distrikten von Uttar Pradesh von einer warmen Mahlzeit am Tag.

Nicaragua, Nigeria, Bangladesch, Indien und Pakistan. Gesetzgebungen ziehen konkretes Handeln nach sich. So wacht in Indien der Oberste Gerichtshof der Föderation darüber, dass das Recht auf Nahrung auch respektiert wird. Im Jahr 2001 entschied er, dass die Regierung des Bundesstaates Radschastan mit ihren Lebensmittelvorräten den Opfern einer verheerenden Dürre helfen musste. In Südafrika hat die nationale Menschenrechtskommission ein aktives Klagerecht gegen jeden Regierungsentscheid, der das Recht auf Nahrung verletzt. In 14 von 16 Fällen hat das Gericht seit 1996 zugunsten der Menschenrechtskommission entschieden.[3]

Das sind wichtige Fortschritte. Die Praxis zeigt aber auch, dass ein in der Verfassung »verbrieftes Recht« noch lange nicht garantiert, dass es nicht trotzdem immer wieder massiv verletzt wird. Zwei Beispiele hat die Internationale Menschenrechtsorganisation für das Recht sich zu ernähren, FIAN (*Food First Information and Action Network*), für Kolumbien und Indien dokumentiert (siehe Box 37).

Gemeinsame Ziele verfolgen: Beispiel Panafrika

Die afrikanischen Staaten haben im Rahmen der Neuen Partnerschaft für Afrikas Entwicklung (*The New Partnership for Africa's Development* – NEPAD) ein umfassendes Entwicklungsprogramm für die Landwirtschaft des Kontinents (CAADP) erarbeitet (siehe Box 38). Dieses Programm aus dem Jahr 2003 formuliert neue Visionen und hat einen Schwerpunkt zur Ernährungssicherung.

Um eine überregionale Nahrungs- und Ernährungsstrategie für ganz Afrika zu begründen, wurde als Säule III des CAADP ein Politikrahmen erarbeitet, der *Framework for African Food Security* – FAFS.[4] Er soll die Ernährungsunsicherheit verringern und gefährdeten Bevölkerungsgruppen Möglichkeiten für landwirtschaftliches Wachstum bieten, um sie zu stärken.

Afrika kennt viele Arten von Nahrungskrisen – hervorgerufen durch Dürren, Überschwemmungen oder Schädlingsbefall, aber

Box 38

Das umfassende Entwicklungsprogramm für die Landwirtschaft in Afrika – *Comprehensive Africa Agriculture Development Programme* (CAADP)[5]

Afrikanische Staatschefs und Regierungen haben im Jahr 2003 das CAADP als eine Plattform zur Wiederherstellung von landwirtschaftlichem Wachstum, Nahrungs- und Ernährungssicherung und ländlicher Entwicklung verabschiedet. Das CAADP soll der Landwirtschaft zu politischer Priorität verhelfen, Hunger eliminieren und Armut verringern. Dazu wird eine durchschnittliche jährliche Wachstumsrate der Landwirtschaft von 6 Prozent angestrebt. NEPAD will für Afrika bis zum Jahr 2015 erreichen:

- Nahrungssicherheit,
- eine verbesserte landwirtschaftliche Produktivität,
- dynamische regionale und sub-regionale Märkte,
- Integration der Bauern in eine Marktwirtschaft,
- eine gerechtere Verteilung des Wohlstandes.

CAADP liefert auf Länderebene strategische Orientierung im landwirtschaftlichen Sektor über vier miteinander verbundener Achsen:

- **Achse I:** Ausdehnung der Flächen, die nachhaltig bewirtschaftet sind und verlässliche Wasserkontrollsysteme haben.
- **Achse II:** Verbesserung der ländlichen Infrastruktur und handelsbezogener Kapazitäten für Marktzugang.
- **Achse III:** Erhöhung des Nahrungsangebots, Verringerung des Hungers und Verbesserung des Umgangs mit Nahrungskrisen.
- **Achse IV:** Verbesserung der landwirtschaftlichen Forschung sowie Verbreitung und Übernahme von Technologie.

auch durch unzureichende Nahrungsangebote und begrenzte Vermarktung sowie fehlendes Einkommen bei bestimmten Bevölkerungsgruppen. Das FAFS geht über Interventionen im Sektor Landwirtschaft hinaus und erkennt an, dass nicht alle Haushalte ihre Nahrungs- und Ernährungssicherheit durch Agrarproduktion erreichen können.

Der afrikanische Politikrahmen formuliert vier Hauptziele:

- Verbesserung des Risikomanagements auf Haushalts-, Gemeinde-, nationaler und regionaler Ebene.
- Ausweitung des Angebots bezahlbarer Nahrungsmittel durch Produktionssteigerung und verbesserte Marktverbindungen.
- Ökonomische Verbesserungen für vulnerable Bevölkerungsgruppen durch Diversifizierung ihrer Lebens- und Wirtschaftsweisen (*livelihoods*).
- Sicherung einer auf die Bedürfnisse der Zielgruppen abgestimmten Ernährung, vor allem bei armen und ernährungsunsicheren Menschen.

Der Politikrahmen ist der ausdrückliche Versuch sicherzustellen, dass landwirtschaftliches Wachstum die chronisch Armen, Unterernährten und Anfälligen direkt erreicht und nicht – wie so oft in der Vergangenheit – durch indirekte Maßnahmen, von denen ein »Sicker-Effekt« (*trickle down*) erwartet wurde,[6] der allzu oft nicht eintrat. Der Politikrahmen für Ernährungssicherung fördert elf Prinzipien (siehe Box 39).

Begleitend zu diesem Politikrahmen für die Ernährungssicherung aller Afrikaner existiert inzwischen ein Leitfaden, der runde Tische auf der Ebene von Regionen und einzelnen Ländern dabei unterstützen soll, diese Politik auch umzusetzen. Er schlägt sechs Schritte vor:[7]

1. Die Menschen, die chronisch ernährungsunsicher oder anfällig für chronische Ernährungsunsicherheit sind, identifizieren, charakterisieren und Ursachen analysieren.
2. Das Ausmaß von Veränderungen abschätzen, die notwendig sind, um die Ziele des Politikrahmens für Ernährungssicherung und des umfassenden Programms für die Entwicklung der afrikanischen Landwirtschaft zu erreichen.
3. Ein Inventar erarbeiten und Handlungsmöglichkeiten identifizieren.

Elf Prinzipien für die Umsetzung des Politikrahmens[8] **Box 39**

Prinzip 1: Das Recht auf Nahrung aller Bürger Afrikas schützen.

Prinzip 2: Sich auf die chronisch Hungrigen und Unterernährten fokussieren, insbesondere Frauen und Kinder.

Prinzip 3: Sicherstellen, dass alle Akteure automatisch versuchen, Hunger und Unterernährung zu verstehen und anzugehen.

Prinzip 4: Überlegungen zu Krankheiten, wie HIV/AIDS, Malaria und Tuberkulose einbeziehen (*mainstreamen*).

Prinzip 5: Sicherstellen, dass Nothilfemaßnahmen Wachstum fördern und chronischen Hunger reduzieren.

Prinzip 6: Die Widerstandskraft der Lebensbedingungen der anfälligen Bevölkerungsgruppen schützen und stärken.

Prinzip 7: Sicherstellen, dass geschlechtsspezifische Ursachen von Hunger und Unterernährung bekämpft werden.

Prinzip 8: Handel innerhalb der Region fördern, besonders den Handel mit Grundnahrungsmitteln, um das Nahrungsangebot und die -qualität zu erhöhen und Preisschwankungen abzufedern.

Prinzip 9: Regelmäßige Bewertungen und einen breiten Dialog integrieren, um eine erfolgreiche Umsetzung des Politikrahmens sicherzustellen.

Prinzip 10: Kohärenz mit den MDGs sichern, insbesondere MDG 1 zur Reduzierung von extremer Armut und Hunger.

Prinzip 11: Lernerfahrungen von Erfolgsgeschichten im Kampf gegen Hunger und Unterernährung integrieren.

4. Dabei Prioritäten setzen, um den besten Investitionsplan zu fördern und die notwendigen Voraussetzungen zur Erreichung der Ziele zu schaffen.
5. Die Rollenverteilung und die Verantwortlichkeiten sowie die Koordination klar definieren.
6. Ein integriertes Programmpaket, das Investitionen und Vorkehrungen für die Umsetzung enthält, fertigstellen.

Inzwischen haben eine Reihe afrikanischer Länder konkrete Schritte zur Umsetzung des landwirtschaftlichen Entwicklungsprogramms

CAADP unternommen. Dazu gehören vor allem Äthiopien, Ghana, Liberia, Malawi, die Seychellen, Sierra Leone, Sudan und Sambia.[9] Weitere Länder müssen jedoch folgen, um den Prozess zum Erfolg zu führen.

Umsetzungsstrategien koordinieren

Die vielen internationalen Diskussionen und politischen Analysen infolge der Nahrungsmittelpreiskrise 2007/2008 haben einige zentrale Punkte im Kampf gegen den Hunger herausgestellt:

- Gute Regierungsführung ist ein entscheidender Faktor für Erfolge im Bereich der Nahrungs- und Ernährungssicherung.
- Die negativen Folgen der jahrzehntelangen Vernachlässigung der Landwirtschaft und der ländlichen Räume müssen überwundern werden.
- Die Politik muss das Ziel haben, Nahrungs- und Ernährungssicherheit zu erreichen und die Anfälligkeit von Armen und Hungernden zu senken. Die Landwirtschaft ist dabei ein wichtiger, aber nicht der einzige zu berücksichtigende Sektor.
- Strategien und Programme müssen sowohl kurz- als auch mittelfristige Dimensionen und Perspektiven bieten, ohne dass dabei nach humanitären und entwicklungspolitischen Zielen getrennt wird.
- Direkt wirksame Soforthilfen – oft in Form von Transfers – müssen ausschließen, dass sich die Lage der Betroffenen weiter verschlechtert. Sie müssen kompatibel mit mittel- und langfristigen strukturpolitischen Maßnahmen sein.

Kurz- und Langfristperspektiven vereinen

Letzteres wird international auch als »*twin track approach*«, zweigleisiges Vorgehen, bezeichnet. Es ermöglicht, verschiedene Aspekte von Nahrungs- und Ernährungsproblemen aus mehreren Richtungen gleichzeitig anzugehen. Denn kurzfristig wirksame Hilfsaktionen können mit längerfristigen Anliegen einer nachhaltigen, selbstständigen Entwicklung durchaus in Konflikt stehen. Ähnliche Überlegungen wie beim *twin track approach* liegen dem Konzept zur Verbindung von Nothilfe, Rehabilitierung und Entwicklung (*Linking Relief, Rehabilitation and Development* – LRRD) zugrunde. Es bestimmt seit vielen Jahren die Zusammenarbeit der EU und anderer Geberstaaten, aber auch von Nichtregierungsorganisationen, mit Ländern, die von akuten und verlängerten Notsituationen durch Katastrophen und Krisen betroffen sind.

So hilft die Verteilung von Lebensmitteln oder Saatgut nicht nur im Notfall schnell den Betroffenen. Sie sichert auch die Nahrungsmittelproduktion für die nächste Saison, indem sie zum Beispiel davor schützt, dass mit Saatgut akuter Hunger gestillt wird. Auch Programme, die Nahrung oder Geld als Gegenleistung für Arbeit bieten (*food/cash for work*), zum Beispiel im Straßen- oder Brunnenbau, sind gute Möglichkeiten, kurzfristig Transfers an bedürftige Menschen zu leisten und gleichzeitig auch längerfristig strukturelle Ursachen von Hunger und Unterernährung zu beheben, etwa den mangelnden Zugang zu Märkten oder eine unzureichende Trinkwasserversorgung.

Solche Eingriffe sind notwendig, wenn Menschen aus eigener Kraft nicht in der Lage sind, ihre Ernährung sicherzustellen. Sie sollten aber auch rechtzeitig wieder beendet oder auf ein Minimum reduziert werden. Denn wenn Nahrungsmittelhilfen drohen, eigene Anstrengungen in der Landwirtschaft zu torpedieren, oder wenn Infrastrukturprogramme die häufig übliche Beteiligung der Bevölkerung durch unbezahlte Arbeit ersetzen, können kurzfristige Hilfsmaßnahmen die längerfristig orientierte Hilfe zur Selbsthilfe konterkarieren. Die freiwilligen Leitlinien zum Recht auf Nahrung geben Orientierung, wie internationale Nahrungsmittelhilfe möglichst gut eingesetzt werden kann, ohne Schaden anzurichten (siehe Box 40).

Box 40

Leitlinie 15 zur internationalen Nahrungsmittelhilfe[10]

15.1 Geberländer sollen sicherstellen, dass ihre Politik zur Nahrungsmittelhilfe nationale Anstrengungen der Empfängerländer zur Ernährungssicherung unterstützt, ihre Nahrungsmittelhilfe auf guten Bedarfsanalysen basiert und besonders ernährungsunsichere und anfällige Gruppen zielgerichtet erreicht. Geber sollen ihre Unterstützung so bereitstellen, dass die Lebensmittelsicherheit (*food safety*) berücksichtigt wird, die lokale Nahrungsmittelproduktion nicht gestört sowie die Nahrungs- und Ernährungsbedürfnisse und Kulturen der Empfänger berücksichtigt werden. Nahrungsmittelhilfe sollte mit einer klaren Ausstiegsstrategie bereitgestellt werden und keine Abhängigkeiten schaffen. Geber sollten mehr und mehr lokale und regionale Märkte nutzen, um den Nahrungsbedarf in Hungerländern zu decken und Abhängigkeit von Nahrungsmittelhilfe zu reduzieren.

15.2 Internationale Nahrungsmittelhilfe muss bestehende Regelungen beachten, internationalen Standards zur Lebensmittelsicherheit entsprechen und lokale Umstände, Traditionen und Kulturen beachten.

15.3 Staaten und nicht-staatliche Akteure müssen sicheren und ungehinderten Zugang zur bedürftigen Bevölkerung sowie für internationale Bedarfsanalysen ermöglichen.

15.4 Die Bereitstellung internationaler Nahrungsmittelhilfe in Notsituationen soll längerfristige Ziele der Partnerländer zur Rehabilitierung und Entwicklung berücksichtigen sowie universell anerkannte humanitäre Prinzipien respektieren.

15.5 Bedarfsanalysen, Planung, Überwachung und Bewertung (Monitoring und Evaluierung) von Nahrungsmitteln soll so weit wie möglich in partizipativer Weise und in enger Zusammenarbeit mit den Regierungen der Empfängerländer auf nationaler und lokaler Ebene durchgeführt werden.

Aufgrund solcher Interessenskonflikte kommt es zunächst darauf an, in jedem Land und in jeder Notlage eine sehr genaue und differenzierte Analyse der Problemursachen vorzunehmen. In unterschiedlichen Zeitrahmen wirkende Eingriffe müssen situationsgerecht miteinander verbunden werden, wobei akute wie auch

Box 41

Kurz- und langfristige Maßnahmen müssen zusammenwirken – das Beispiel Niger[11]

In Niger droht eine Hungersnot – Shawn Baker, August 2010
Regionaldirektor für Afrika bei Helen Keller International (internationale Nichtregierungsorganisation). Er hat 25 Jahre in Afrika gearbeitet, einschließlich neun Jahren in Niger.

Niger war seit dem Jahr 2005, als die Medien voller Geschichten von Kindern waren, die an akuter Unterernährung starben, nicht mehr in den Schlagzeilen. Aber die Krise wurde nie voll bearbeitet und jetzt droht sie sich zu wiederholen, wenn nicht sofort etwas passiert.

Wenn mehr als 10 bis 15 Prozent der Kinder unter fünf Jahren eines Landes unterernährt sind, ist das ein Alarmzeichen. In Niger sind üblicherweise zwischen 10 und 12 Prozent betroffen. Zur Zeit sind es 17 Prozent. Die Situation im Jahr 2010 ist schlimmer als 2005. 2005 strömte Nothilfe ins Land, 2010 ist der Bedarf enorm hoch, aber es gibt nicht genügend Soforthilfe und einen alarmierenden Mangel an Investitionen in längerfristige Lösungen, die den Teufelskreis unterbrechen könnten.

Niger war immer extrem anfällig für Nahrungs- und Ernährungskrisen. Diese Anfälligkeiten werden durch den globalen Trend zu erhöhten Nahrungsmittel- und Energiepreisen, die globale Finanzkrise und den Klimawandel verstärkt. Dieser Druck verschärft die spezifischen Probleme des Landes, wie die höchste Bevölkerungswachstumsrate der Welt (3,6 Prozent pro Jahr) und extreme Armut.

Entwicklungsressourcen, um diese Probleme anzugehen, gab es nur vereinzelt, vor allem während akuter Krisen. Großer Mangel herrscht, wenn längerfristige Bedürfnisse anstehen. Heute geht es darum, ob Niger eine »nie endende Geschichte« wird oder die vorderste Front der globalen Bemühungen, dem unnötigen Sterben von Kindern ein Ende zu setzen.

strukturelle Bedürfnisse der betroffenen Menschen miteinander in Einklang gebracht werden müssen.

Von den Ressourcen, welche dabei in der internationalen Zusammenarbeit über verschiedene Ministerien und/oder Finanzierungsmechanismen genutzt werden können, sind drei hervorzuheben:

- die humanitäre Sofort- bzw. Nothilfe (*relief*),
- die entwicklungsorientierte Not- und Übergangshilfe (*rehabilitation*) und
- die Entwicklungszusammenarbeit (*development*).

Meist wird Nothilfe noch schnell und umfangreich geleistet, wenn Medien über Hungernde und erste Hungertote berichten. Ungleich schwerer wird es bereits, Ressourcen für Übergangshilfe und selbsthilfeorientierte Entwicklungszusammenarbeit im Anschluss daran zu mobilisieren. Die Trennung der drei genannten Instrumente ist oft nicht bedarfsgerecht und zum Teil auch kontraproduktiv (siehe Box 41). Stattdessen sollte eine intelligente, innovative Kombination aller verfügbaren Instrumente und Ressourcen gefunden werden.

Alle relevanten Gruppen beteiligen

Ganz entscheidend für gute Lösungen und ihre erfolgreiche Umsetzung ist die Einbeziehung aller gesellschaftlichen Gruppen, die – entsprechend ihrer Mandate, Rollen und Aufgaben – Beiträge zur Nahrungs- und Ernährungssicherung leisten:

- Ministerien (Landwirtschaft, Finanzen, Handel und andere) und Vertreter öffentlicher Organisationen, die mit Nahrung, Ernährung und Landwirtschaft zu tun haben;
- lokale Regierungen;
- Entwicklungspartner;
- Vertreter des Privatsektors (Händler, Importeure, Verarbeiter) oder ihrer Organisationen;
- zivilgesellschaftliche Organisationen, einschließlich Bauern- und Verbraucherorganisationen, die Arme und Anfällige repräsentieren, und Nichtregierungsorganisationen;
- Vertreter verschiedener politischer Parteien und Bewegungen
- Experten und Wissenschaftler.

Dabei gilt es, mögliche Interessenskonflikte und Meinungsverschiedenheiten zu überwinden und kreative Auswege zu finden.[12]

Aus Fehlern und Erfolgen lernen

Aus den Erfahrungen, die mit erfolgreichen Maßnahmen in der Vergangenheit gemacht wurden (siehe Box 42), aber auch aus weniger erfolgreichen Programmen müssen die richtigen Lehren gezogen

Box 42

Millionen ernährt[13]

Das Internationale Forschungsinstitut für Ernährungspolitik (IFPRI) in Washington hat in umfangreichen Forschungen Maßnahmen und Programme zur landwirtschaftlichen Entwicklung in sechs verschiedenen Bereichen ausgewertet:

1. Steigerung der Produktion von Grundnahrungsmitteln
2. Beteiligung von Menschen und Berücksichtigung von Umweltaspekten
3. Ausdehnung der Rolle von Märkten
4. Diversifizierung über die Hauptgetreidearten hinaus
5. Politikreformen
6. Verbesserung der Nahrungsqualität und der menschlichen Ernährung

Die Wissenschaftler konnten dabei feststellen, dass es in Entwicklungsländern viele, aber auch sehr unterschiedliche Erfolgsgeschichten gibt. In einigen Fällen haben der Einsatz von verbesserten Sorten oder eine innovative Anbaupraktik die Ernte pro Hektar gesteigert, Kosten reduziert und Verluste durch Schädlingsbefall, Pflanzenkrankheiten, Dürren oder Bodenerosion verringert. Andere Beispiele haben gezeigt, wie neue landwirtschaftliche Technologien die nachhaltige Nutzung von knappen Ressourcen, vor allem Boden und Wasser, verbessern oder die Qualität der Nahrung erhöhen. Auch Veränderungen der Anreizsysteme – sei es in Politik, Wirtschaft oder Gesellschaft – haben Bauern motiviert, mehr Nahrung zu produzieren, nachhaltigere Anbaupraktiken zu verfolgen und aktiv am Marktgeschehen teilzunehmen.

Box 43

Lernerfahrungen aus Programmen für landwirtschaftliche Entwicklung[14]

- Erfolg ist kein Ersatz für Strategie. Individuelle Erfolge müssen unabhängig von Größe und Umfang breitere und nachhaltigere Prozesse auf nationaler und globaler Ebene anstoßen.
- Erfolg entsteht aus Prozessen: Als solche entstehen Erfolge und werden Erfolge nachhaltig durch experimentelle Prozesse.
- Erfolg wird sichtbar: Manchmal ist das allerdings erst im Nachhinein der Fall, wenn genügend Zeit zum Beobachten und Reflektieren vergangen ist.
- Erfolg beinhaltet oft Zielkonflikte: Eindeutige Erfolge sind sehr selten. Häufig sind Erfolge mit Abstrichen verbunden.

Insgesamt lässt sich jedoch sagen, dass Investitionen in die landwirtschaftliche Entwicklung der Gesellschaft große Dividenden gebracht haben. Sie haben demonstriert, dass die Landwirtschaft nicht nur ein wichtiger Sektor zur Armuts- und Hungerbekämpfung ist, sondern auch ein Bereich, in den es sich zu investieren lohnt.

werden. Häufiger als bisher müssen Erfolge erzielt werden. Auch wenn sich die Realitäten in den vergangenen fünfzig Jahren stark verändert haben, so bleiben die zentralen Ziele gleich: Die Produktion von Nahrung muss gesteigert, der Zugang zu ihr gesichert, die Qualität verbessert, der Hunger beendet werden.

Wenn Hunger nachhaltig reduziert werden soll, gelingt das nicht allein durch größere Nahrungsmengen, sondern nur, wenn Menschen dazu befähigt werden, auch die Ernährungsqualität zu verbessern. Dazu können viele Faktoren beitragen: die Optimierung der Produktion innerhalb des bäuerlichen Haushaltes, eine Erhöhung des Einkommens, das den Menschen mehr Kaufkraft auf den Märkten gibt, oder eine Veränderung von Normen, Praktiken und Gewohnheiten, die den Anspruch einzelner Personen oder Gruppen begrenzen.

Als besonders erfolgsversprechend kristallisierten sich bisher acht Bereiche heraus: die Anwendung wissenschaftlicher Erkenntnisse und Technologien, private Anreize, Kooperationen und Zusammenarbeit, die Wahl des richtigen Zeitpunkts und Planung, Weiterentwicklung und Experimentierfreudigkeit, Einbeziehung der Menschen und Gemeinschaften, Bereitschaft zur Verantwortung und Engagement.

Die Lernerfahrungen dabei (siehe Box 43) können richtungsweisend bei der Gestaltung zukünftiger Programme sein. Sie müssen jedoch mit noch mehr Dringlichkeit umgesetzt werden.[15]

Seriöse Politik, durchdachte Programme und eine verlässliche Regierung sind wichtige Voraussetzungen für die Verbesserung der Ernährungssicherung. Dabei müssen die konkrete Umsetzung und ihre Ergebnisse systematisch und regelmäßig überprüft werden. Dies geschieht am besten im Rahmen der Programme selbst. Dabei hilft ein zielorientiertes Management, unterstützt durch Datenerhebungen und ihre Auswertungen, wie zum Beispiel das Monitoring zum Recht auf Nahrung (siehe Kapitel 10), sowie unabhängige Evaluierungen.

Lokale und regionale Ansätze entwickeln

Selbst innerhalb von Landesgrenzen sind Entwicklungspotenziale und naturräumliche Beschränkungen sehr unterschiedlich verteilt. Eine nationale Politik zur Nahrungs- und Ernährungssicherung muss deshalb lokale und standortspezifische Lösungen entwickeln.

Die neue Aufmerksamkeit, welche Landwirtschaft und ländliche Entwicklung genießen, hat dazu geführt, dass wichtige Geber im Verbund der *Global Donor Platform for Rural Development* ihre Strategie zur Förderung der ländlichen Räume neu formuliert haben. Auch die deutsche Bundesregierung und hiesige zivilgesellschaftliche Organisationen arbeiten an Förderkonzepten für regionale und lokale Ernährungssicherung, welche die Verfügbarkeit von Nahrungsmitteln mit einem verbesserten Zugang und besserer Verwertung zu kombinieren suchen. Die Entwicklung ländlicher Räume

Box 44

Ländliche Entwicklung in Kambodscha[16]

Die beiden Siedlungen Kanat Toch und In liegen im Nordosten Kambodschas. Zu Beginn der Zusammenarbeit beschlossen die Bewohner der beiden Dörfer, bis zum Jahr 2010 mindestens eines oder mehrere der Millenniumsentwicklungsziele (MDG) aktiv umzusetzen. Die Prioritäten legten sie dabei selbst fest. Nach dem Prinzip Hilfe zur Selbsthilfe erhielten sie dabei fachliche und finanzielle Unterstützung von der Welthungerhilfe.

Dreißig Jahre lang hatten Bürgerkrieg und Terror der Roten Khmer in Kambodscha gewütet. Das Land und seine Menschen leiden noch heute unter den verheerenden Folgen. Hunger und Armut sind weit verbreitet. Die ethnischen Minderheiten im Nordosten des Landes kämpfen besonders hart um das tägliche Überleben. Vor Projektbeginn litten mehr als zwei Drittel aller Kinder an chronischer Unterernährung. Trinkwasser fehlte, angepasstes Saatgut und selbst die einfachsten Arbeitsgeräte standen nicht zur Verfügung. Krankheiten waren weit verbreitet. Armut, Landraub und Entwurzelung stellten die Dorfbewohner vor große Probleme.

Nach fünf Jahren Projektarbeit wurde Bilanz gezogen. Die Menschen von Kanat Toch setzten auf innovativen Reisanbau und erzielten damit beachtliche Erfolge. Die Bauern haben hochwertiges Saatgut gepflanzt und neue Bewässerungstechniken erlernt. Inzwischen erleichtern Büffel die schwere Feldarbeit. Wegen extremer Wetterlagen schwanken Ernten und Einkünfte allerdings. Jetzt pflanzen die Bäuerinnen und Bauern außerdem Zitronengras, Kokosnusspalmen oder Wassermelonen an. Einfache Geräte wie Hacken, Spaten oder Gießkannen erleichtern die Feldarbeit. Mit diesen Umstellungen erwirtschaften die Dorfbewohner heute Überschüsse, die sie auf den lokalen Märkten verkaufen können. Sie ernähren sich gesünder, weil vor ihren Hütten vitaminreiches Gemüse wächst. In wenigen Jahren werden auch die Obstbäume erste Früchte tragen. Die Dorfbewohner haben außerdem Fischteiche angelegt und sie halten Hühner und andere Kleintiere –wichtige Proteinquellen für den Eigenbedarf und Produkte für den Verkauf.

Gemeinsam mit der Welthungerhilfe und der lokalen Partnerorganisation CEDAC (*Centre d'Etude et de Developpement Agricole Cambodgien*) wurden Brunnen gebaut, die allen Bewohnern sauberes Wasser sichern. Die Dorfbewohner haben Kurse über Hygiene und Gesundheit besucht und Latrinen errichtet. Dadurch hat sich der Gesundheitszustand der Bevölkerung deutlich verbessert.

Durch den Ausbau der schmalen Dschungelpfade mit Hacken und Schaufeln haben die Dorfbewohner Wege für die Motorräder der Zwischenhändler geschaffen. Durch Brücken ist der Zugang zum regionalen Markt jetzt ganzjährig offen.

Die Dorfgemeinschaft hält besser zusammen als früher und bildet sich fort, um ihre Rechte auf Nahrung, Bildung oder Landbesitz bei den zuständigen Behörden einfordern zu können. Die Welthungerhilfe unterstützt sie weiterhin mit großem Engagement.

gilt dabei als Schlüssel für die Nutzung vorhandener Potenziale und wird zunehmend durch die internationale Entwicklungszusammenarbeit unterstützt (siehe Box 44). Wichtig ist es dabei, die ländlichen Räume mit den Städten zu vernetzen, da diese einerseits die Absatzmärkte für Produkte darstellen, aber andererseits auch landwirtschaftliche Betriebsmittel und Dienstleistungen liefern.

An internationalen Politikprozessen teilnehmen

Auch wenn die nationale Politik samt ihrer Strategien und Programme das wichtigste Instrument zur Verbesserung der Nahrungs- und Ernährungssituation ist, bringen die Globalisierung und weltweite Entwicklungen viele Probleme mit sich, die auf nationaler Ebene nicht gelöst werden können. Deshalb müssen die Interessen der von Hunger und Ernährungsunsicherheit betroffenen Länder auf globaler Ebene in internationale Diskurse und Reformprozesse eingebracht werden. Diese haben seit der Nahrungsmittelpreiskrise an Dynamik gewonnen.

Kapitel 9

Die Agenda für die internationale Gemeinschaft

»Was alle angeht, können nur alle lösen.
Jeder Versuch eines Einzelnen oder einer Gruppe,
für sich zu lösen, was alle angeht,
muss scheitern.«

Max Frisch

Globale Herausforderungen aufgreifen

Wo nationale Akteure Hilfe benötigen und anfragen oder dort, wo sie ihren Verpflichtungen zur Sicherung des Rechts auf Nahrung nur unzureichend nachkommen, muss die internationale Gemeinschaft aktiv werden. Sie hat nicht nur die Verpflichtung, die betroffenen Länder zu unterstützen, sondern muss auch Lösungen für globale Fragen und Probleme finden (siehe Box 45).

Aufgrund der Nahrungsmittelpreiskrise der Jahre 2007/2008 hat die internationale Gemeinschaft neue Wege der Zusammenarbeit beschritten und bringt nun verschiedene Anspruchs- und Interessengruppen zusammen.

Neue grenzübergreifende Instrumente schaffen: *High Level Task Force on the Global Food Crisis*

Die Nahrungsmittelpreiskrise 2007/2008 hat dafür gesorgt, dass Hunger und Unterernährung wieder in die Schlagzeilen gekommen sind. Das hat Politiker und andere Verantwortliche alarmiert.

So hat der Generalsekretär der Vereinten Nationen im April 2008 die Hochrangige Task-Force zur Globalen Nahrungskrise (*High Le-*

Die Krise der Ernährungssicherung ist eine globale Krise[1] Box 45

Diese globale Krise muss weltweit und umfassend angegangen werden. Hunger ist die Konsequenz eines Mangels an politischem Willen und falscher Politikentscheidungen, die Investitionen in die nationale Wirtschaft aufs Spiel setzen. Armutsminderung und Ernährungssicherung resultieren aus Investitionen und Handel, die wirtschaftliches Wachstum zum Nutzen von Armen (*pro-poor growth*) unterstützen. Entwicklungszusammenarbeit muss helfen, Politiken zu formulieren, die sicherstellen, dass Arme teilhaben am Wachstum, dazu beitragen und davon profitieren können. Nötig sind Partnerschaften, die alle Interessen- und Anspruchsgruppen einschließen und neue Arten der Zusammenarbeit umsetzen.
Globale Aufgaben in der Nahrungs- und Ernährungssicherung sind:

1. Forschung, Innovation und Klärung intellektueller Eigentumsrechte
2. Regulierung von Handel und Festlegung von Standards
3. Garantie von Lebensmittelsicherheit (*food safety*) und Gesundheit
4. Festlegung von wirtschaftspolitischen Rahmenvereinbarungen für private Investitionen und Wettbewerb
5. Anpassung an Klimawandel
6. Wassermanagement über Grenzen hinweg
7. Regelung der Nutzung natürlicher Ressourcen, zum Beispiel des Bodens und der Biodiversität

vel Task Force on the Global Food Crisis – HLTF) ins Leben gerufen. In diesem Gremium sind neben der Weltbank viele wichtige Organisationen der UN vertreten. Es wird von deren Generalsekretär und dem Generaldirektor der FAO geleitet. Die Task-Force hat einen Umfassenden Aktionsrahmen, den *Comprehensive Framework of Action* (CFA), erarbeitet. Dieser sieht zwei notwendige Strategien vor, um auf die globale Nahrungskrise zu reagieren.

Der erste Ansatz ist darauf ausgerichtet, den dringendsten, direkten Bedarf an Nahrung zu decken. Der zweite zielt dahin, Widerstandskraft (*resilience*) aufzubauen, und so zu globaler Nahrungs- und Ernährungssicherheit beizutragen. Übergreifend über diese beiden Ansätze wird im CFA vorgeschlagen, die Koordinierung, Analysen, fortlaufende Beobachtung (Monitoring) und Überwachungssysteme zu stärken.

Um das erste Ziel zu erreichen, die Bedarfsdeckung in akuten Krisen, schlägt das CFA vier zentrale Strategien vor:

- Nahrungsmittelnothilfe, Ernährungsinterventionen und soziale Sicherungssysteme stärken und den Zugang verbessern;
- die Nahrungsmittelproduktion durch Kleinbauern erhöhen;
- Handels- und Steuerpolitiken anpassen;
- makro-ökonomische Auswirkungen steuern.

Das zweite Ziel, der Aufbau von Widerstandskraft, erfordert vier weitere Handlungsdimensionen:

- soziale Sicherungssysteme ausbauen;
- die Nahrungsmittelverfügbarkeit durch kleinbäuerliche Produktion vergrößern;
- die Marktbedingungen im internationalen Nahrungsmittelhandel verbessern;
- einen internationalen Konsens zum Anbau und Einsatz von Agrartreibstoffen entwickeln.[2]

Politikinitiative für Ernährung: *Scaling up Nutrition*

Eine andere internationale Initiative, der neben den Vereinten Nationen auch Entwicklungsländer angehören, ist *Scaling up Nutrition*. Vertreten sind auch multilaterale und bilaterale Entwicklungsorganisationen, Stiftungen, Nichtregierungsorganisationen und andere Gruppierungen der Zivilgesellschaft, Wissenschaftler und der Privatsektor. Grundlage der Arbeit ist ein Politikpapier, das auf der Basis einer wissenschaftlichen Analyse mehr Initiativen für die Verbesserung der Ernährung in der Entwicklungsagenda fordert.

Die Initiative und das Politikpapier richten sich an Politiker und Meinungsführer. Sie wollen diesen Akteuren einen Überblick über die zentralen Überlegungen, Prinzipien und Prioritäten im Kampf gegen Unterernährung verschaffen. Außerdem möchten sie Unterstützung mobilisieren, um Investitionen in die verschiedenen für die Verbesserung der Ernährung wichtigen Sektoren zu erreichen. Das sind die zentralen Argumente:

1. Ausgangspunkt ist das, was in den betroffenen Ländern selbst passiert. Dortige Strategien und Programme müssen von den jeweiligen Regierungen und Akteuren verantwortet werden und sich an den spezifischen Bedürfnissen und Kapazitäten orientieren. Sie sollten dabei den internationalen Wissensstand und die Lehren aus *good practice*-Beispielen berücksichtigen.
2. Diejenigen Ansätze, deren Wirksamkeit bei Prävention und Therapie von Unterernährung nachgewiesen ist und die gleichzeitig ein positives Kosten-Nutzen-Verhältnis zeigen, sollten verstärkt verfolgt werden. Höchste Priorität gilt dabei dem *window of opportunity*, das heißt, der Zielgruppe der schwangeren und stillenden Mütter und ihren Kindern in den ersten beiden Lebensjahren. Eine konservative Schätzung geht von einem jährlichen Finanzbedarf für solche Maßnahmen von 10 Milliarden US-Dollar aus.
3. Die Ernährungsfrage muss in mehrere Politikfelder integriert werden (multisektoraler Ansatz). Die engsten Verknüpfungen bestehen mit den Sektoren der sozialen Sicherung (einschließlich Nothilfe) und der Gesundheit (einschließlich Mutter- und Kindgesundheit, Impfungen und Familienplanung). Es gibt auch Querverbindungen zu Bildung, Wasserversorgung und sanitären Einrichtungen sowie zu übergreifenden Themen wie Gleichstellung der Geschlechter, Regierungsführung (einschließlich Rechenschaftslegung und Bekämpfung von Korruption) sowie Fragilität von Staaten. Positive Entwicklungen werden anhand von definierten Indikatoren gemessen.

4. Ernährungsprogramme, die von den Ländern selbst verantwortet werden, benötigen mehr Geld: eigene wie externe finanzielle Ressourcen. Dabei ist sicherzustellen, dass spezifische Maßnahmen zur Verbesserung der Ernährung in globalen und nationalen Initiativen für Nahrungs- und Ernährungssicherung explizit unterstützt werden. Externe Unterstützung muss den Prinzipien zur Verbesserung der Wirksamkeit von Entwicklungszusammenarbeit, wie sie in der Erklärung von Paris und der *Accra Agenda for Action* niedergelegt sind, folgen. Außerdem sollten die Möglichkeiten für Wirkungsnachweise und Lobbyarbeit auf globaler wie nationaler Ebene verbessert werden.

Dieses Positionspapier trägt inzwischen die beeindruckende Zahl von 85 Logos von Organisationen, die *scaling up nutriton* unterstützen. Aus der Initiative einer kleinen Kerntruppe ist ein gemeinsames Strategiepapier multinationaler Akteure geworden, der Länder aller Entwicklungsstufen angehören. Diese Bewegung bietet allen die Gelegenheit zur Zusammenarbeit, ohne ihr eigenes Mandat und ihre Identität zu riskieren. Gleichzeitig fokussiert sich die Debatte immer mehr auf eine Auswahl konkreter, Erfolg versprechender Maßnahmen. Das wird zu Veränderungen existierender Programme führen.[3]

Reform der Institutionen: *Committee on World Food Security* (CFS)

Rund um die Nahrungskrise wurden vermehrt Stimmen laut,[4] welche ein unzureichendes Funktionieren globaler Institutionen beklagten und Reformen forderten.

Das galt zum Beispiel für das Komitee für Welternährungssicherheit (*Committee on World Food Security* – CFS), das im Jahr 1974 als ein regierungsübergreifendes Gremium gegründet worden war. Innerhalb der Vereinten Nationen ist es ein Forum für die Analyse und die Bewertung von politischen Strategien zur weltweiten Nahrungs-

und Ernährungssicherung. 2009 wurde das CFS umgestaltet, mit dem Ziel, eine internationale und regierungsübergreifende Plattform für die Gesamtheit der für die Verbesserung der Nahrungs- und Ernährungssicherheit relevanten Aktionsgruppen zu werden. Sie soll Prozesse, die in Partnerländern stattfinden oder von diesen unterstützt werden, begleitend steuern. In mehreren Phasen will das CFS

- einen globalen Ansatz für Nahrungs- und Ernährungssicherheit koordinieren;
- Politikkonvergenz fördern, das heißt Aktivitäten zur regionalen Entwicklung in verschiedenen Sektoren unterstützen;
- Länder und Regionen beraten;
- auf nationaler und regionaler Ebene koordinierend beraten;
- Rechenschaftslegung und den Austausch guter Praktiken fördern;
- einen globalen strategischen Rahmen für Nahrungs- und Ernährungssicherung entwickeln.

Das reformierte CFS ermöglicht eine breite Beteiligung und hat dabei zum Ziel,

- allen Akteursgruppen im Welternährungssystem eine Stimme zu geben. Dies sind fünf Gruppen: Gremien der Vereinten Nationen, zivilgesellschaftliche und Nichtregierungsorganisationen (insbesondere Organisationen, die Kleinbauern, Fischer, Viehzüchter, Landlose, städtische Arme, Arbeitskräfte in der Landwirtschaft und Ernährungsindustrie, Frauen, Jugendliche, Verbraucher und indigene Bevölkerung vertreten), internationale Agrarforschungsinstitutionen, internationale und regionale Finanzierungsinstitutionen (Weltbank, Internationaler Währungsfonds, regionale Entwicklungsbanken und die Welthandelsorganisation) sowie Vereinigungen des Privatsektors und philanthropische Stiftungen;
- alle Akteursgruppen zu integrieren und einen Austausch von Sichtweisen und Erfahrungen zu ermuntern;

- auf Wirkungsnachweisen und wissenschaftlicher Analyse aufzubauen;
- die Effektivität der Aktionen zur Hungerbekämpfung zu überwachen.[5]

Damit wurde der Grundstein gelegt, um strukturelle Hindernisse auf dem Weg zu größerer Welternährungssicherheit auszuräumen. Allerdings wird erst die konkrete Arbeit in dem neuen Gremium und dessen Akzeptanz auf nationaler und internationaler Ebene zeigen, ob die großen Hoffnungen und Erwartungen auch berechtigt sind.

Mehr finanzielle Ressourcen: EU und G8

Die internationale Staatengemeinschaft hat auf die Nahrungsmittelpreiskrise mit der Bereitstellung von Finanzen reagiert. Die EU zum Beispiel hat im Januar 2009 eine Milliarde Euro über eine Nahrungsmittel-Fazilität (*EU Food Facility*) freigegeben. Ende 2009 waren davon bereits über 800 Millionen Euro an 43 Projekte vergeben.

Organisationen der UN, aber auch andere, können mit diesem Geld, ergänzt um Eigenbeteiligungen, neue Projekte zur Nahrungs- und Ernährungssicherung durchführen oder bereits laufende zur Abfederung der akuten Notsituation verstärken. Die Fazilität ist auf einen Zeitraum von zwei Jahren ausgelegt (November 2009 bis Oktober 2011) und soll in erster Linie die Zeit zwischen Soforthilfe und nachhaltiger Ernährungssicherung durch mittel- bis langfristige Entwicklungszusammenarbeit überbrücken.

Die G8-Staaten verabschiedeten im Juli 2009 vor dem Hintergrund der globalen Finanz-, Wirtschafts- und Nahrungsmittelpreiskrise die Gemeinsame Erklärung von L'Aquila zur Globalen Ernährungssicherung (*L'Aquila Joint Statement on Global Food Security*). Die globale Ernährungssicherung wird darin zur obersten Priorität erklärt. Die Beteiligten bekunden, die Investitionen in die

Ernährungssicherung gefährdeter Länder deutlich erhöhen zu wollen, allerdings ohne eine konkrete Zahl zu nennen. Ein 20-Milliarden-Dollar-Paket (später erhöht auf 22 Milliarden US-Dollar) war unabhängig davon bereits im Vorfeld des Gipfels zugesagt worden.[6]

Um Nahrungs- und Ernährungssicherheit zu erreichen, wird es in Zukunft immer mehr darauf ankommen, globale Entwicklungen daraufhin zu prüfen, ob sie dem Hunger entgegenwirken oder ihn eventuell sogar noch verstärken. So haben Klimawandel, Ressourcenknappheit, Dezimierung der Artenvielfalt und Energieproblematik ebenso viel Einfluss wie Fragen des Handels und der Regulierung von Finanz- und Rohstoffmärkten.

Nur wenn die Hungerbekämpfung weiterhin ganz oben auf der Agenda dieser internationalen Fragestellungen bleibt und insbesondere auch von den G8, den G20 und den Vereinten Nationen als Herausforderung und Politikziel gesehen wird, sind Fortschritte möglich. Ihr Bekenntnis ist ein wichtiger Motor, um die notwendigen strukturellen Veränderungen zu erreichen. Es zeigt auch, dass bei ausreichendem politischen Willen enorme personelle und finanzielle Ressourcen mobilisiert werden können. Mit ihren Qualitätsstandards, den Regeln für Transparenz sowie den neu gestalteten Rahmenbedingungen für globales Handeln setzen internationale Organisationen Maßstäbe, die über die Möglichkeiten einzelner Staaten weit hinausgehen. Gleichzeitig muss die internationale Zusammenarbeit selbst deutlich schlagkräftiger, nachhaltiger und effektiver werden als bisher.

Förderung der Wertschöpfung durch Kleinbauern

Anders als zum Beispiel in den Sektoren Gesundheit und Bildung sind in der Landwirtschaft neben staatlichen Organisationen eine Vielzahl von anderen Akteuren tätig. Explizite und implizite Rollen nehmen außer Ministerien (Landwirtschaft, Viehzucht, Ressourcenschutz, Wasserbau, Energie und Umwelt) auch noch Bauernorganisationen, landwirtschaftliche Dienstleister (Produktions- und Absatzberatung, Forschung, Bereitstellung von Betriebsmitteln), Unternehmen der Agrarchemie- und Ernährungsindustrie, Supermärkte und andere Handelsunternehmen ein. Ihre Interessen gilt es zu bündeln und auszugleichen, wenn Ernährungssicherheit auf globaler wie nationaler Ebene erreicht werden soll.

Der Staat hat in der Landwirtschaft vor allem die Rolle eines Regulators und *Facilitators* (Unterstützers), manchmal auch die eines Dienstleisters (zum Beispiel in der Forschungsförderung oder wenn Beratungsleistungen gefordert sind). Öffentliche Investitionen werden mit dem Ziel eingesetzt, private Investitionen anzuziehen und zu unterstützen beziehungsweise zu ergänzen.

Einen Großteil davon leisten die Bauern selbst. Politiken und daraus abgeleitete Strategien und Programme sollten deshalb so ausgerichtet sein, dass sie diese Investitionen der Bauern und anderer privater Akteure absichern und gleichzeitig dafür sorgen, dass sie dazu dienen können, auf Herausforderungen mit neuen Technologien und anderen Innovationen zu reagieren.

Gleichzeitig ist es notwendig, die Landwirtschaft zu professionalisieren und in die Fähigkeit der Bauern zur Organisation zu investieren. Je mehr sie wissen und je besser sie ausgebildet und organisiert sind, desto eher sind sie in der Lage, sich an Entscheidungen über die Wertschöpfungskette (siehe Box 46) ihrer Produkte zu beteiligen und davon auch zu profitieren.[7]

Ganz entscheidende strategische Bedeutung für die Nahrungs- und Ernährungssicherung hat die Entwicklung tragfähiger Wertschöpfungsketten für Produkte, die von Kleinbauern hergestellt werden. Sie müssen faire Chancen auf den lokalen, nationalen und eventuell auch internationalen Märkten erhalten.

Wie wettbewerbsfähig Kleinbauern sind, hängt unter anderem von den anderen an der Wertschöpfungskette beteiligten Personen und Unternehmen ab. Oft werden die Regeln dafür von großen Industrie- und Handelsunternehmen sowie den von ihnen mit beein-

Wertschöpfungsketten[8]

Box 46

Es gibt eine Reihe sich überlappender Konzepte und verschiedener Begriffe zu Wertschöpfungsketten. Ihnen allen ist gemeinsam, dass sie versuchen, die komplexen Zusammenhänge von Unternehmen und Prozessen zu erfassen und zu beschreiben, die notwendig sind, um Produkte zu kreieren und an den Endverbraucher zu liefern. Typischerweise beschreiben Wertschöpfungsketten die gesamte Bandbreite von Aktivitäten, die in den verschiedenen Phasen des Produktions-, Verarbeitungs- und Vermarktungsprozesses, einschließlich Export, zusätzlichen Wert für ein Produkt oder eine Dienstleistung schaffen.

flussten internationalen Standards vorgegeben. Sie einhalten zu können, setzt gute Kenntnisse und das technische Know-how voraus, um diese Anforderungen zu erfüllen.

Das erfordert Investitionen in die Fähigkeiten von Produzenten, Verarbeitern und Vermarktern. Der Staat, aber auch zivilgesellschaftliche Organisationen, können den Kleinbauern helfen, Marktmacht zu erobern. Bei Bedarf werden sie hierbei auch durch Programme der Entwicklungszusammenarbeit unterstützt (siehe Box 47).

Auch private Regularien, wie zum Beispiel der Vertragsanbau, bei dem Verarbeiter oder Händler direkt mit Kleinbauern Abnahmeverträge zu vorher festgelegten Bedingungen abschließen, dienen dazu, die Produzenten an den Markt anzuschließen. Ob das zum Nutzen der Kleinbauern ist und auch zur Verbesserung ihrer eigenen Nahrungs- und Ernährungssicherheit beiträgt, ist in jedem Einzelfall zu prüfen.

Inzwischen gibt es eine Reihe von Initiativen, bei denen sich unterschiedliche, an den verschiedenen Stellen der Wertschöpfungskette beteiligte Akteure um gemeinsame Regelungen im Interesse aller Beteiligten bemühen.

Box 47

Marktanschluss von Kleinbauern unterstützen – das Beispiel eines Bildungsprojekts für Baumwollproduzenten und ihre Familien in Burkina Faso[9]

Bildung und Wissen über angemessene Produktionsweisen sind oft der Schlüssel zur Verbesserung der landwirtschaftlichen Produktion und Entwicklung. In Burkina Faso können jedoch 71,3 Prozent der Erwachsenen im Alter zwischen 15 und 49 Jahren nicht lesen und schreiben.[10]

Die Welthungerhilfe unterstützt deshalb Baumwollproduzenten und ihre Familien in der Region *Centre Sud* in Burkina Faso dabei, eine Basisbildung zu erwerben, um damit einen nachhaltigen Entwicklungsprozess anzustoßen. Das Projekt ergänzt die *Cotton-made-in-Africa*-Initiative (siehe Kapitel 11), die sich als Ziel gesetzt hat, durch nachhaltige Produktion zur Stärkung der Wettbewerbsfähigkeit von afrikanischer Baumwolle beizutragen. Bildung und spezifisches technisches Wissen sollen als Instrumente verwendet werden, um die Baumwollproduzenten zu befähigen, ihre Produktion fachmännisch zu organisieren. Sie können ihr Geld und ihre Kredite besser verwalten, das Erlernte im fachlichen Bereich (Produktions- und Anbautechniken) durch das Lesen und Dokumentieren verinnerlichen und weiter verbreiten. Das erleichtert die Arbeit in den Vereinigungen der Baumwollproduzenten wie auch in den Familien. Außerdem wird bei den Eltern das Verständnis für die Bedeutung von Bildung gefördert, damit sie ihre Kinder in die Schule schicken.

Insgesamt sollen mindestens 80 Alphabetisierungskurse mit jeweils 20 bis 30 Teilnehmern durchgeführt werden. Die Bauern werden dadurch in die Lage versetzt, Baumwolle in besserer Qualität und größerer Menge zu produzieren und – je nach Weltmarktpreis – ein höheres Einkommen zu erzielen.

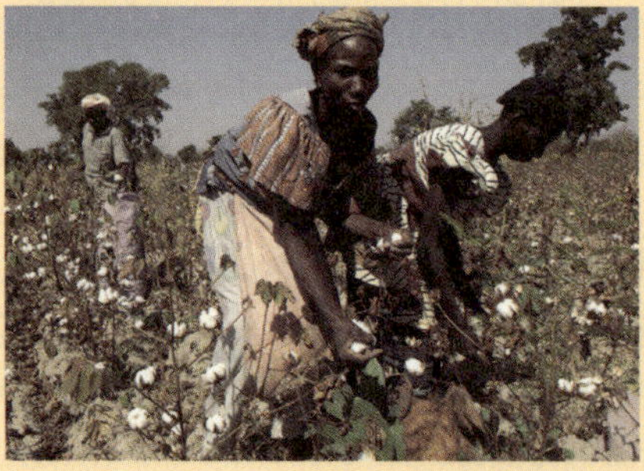

Frauen bei der Baumwollernte in Dissin, Burkina Faso. *Quelle:* Jens Grossmann/Welthungerhilfe

Zielgruppe des Projekts sind 5 000 Erwachsene im Alter von 20 bis 59 Jahren und ihre Familien, insgesamt 35 000 Personen. Die Mitglieder der Vereinigungen der Baumwollproduzenten (*Groupements de Producteurs de Coton* – GPC) werden bevorzugt.

Neue »Grüne Revolution für Afrika«: AGRA

Ausgehend von den unbestreitbaren Fortschritten in der Landwirtschaft, welche die Grüne Revolution in Asien erzielen konnte, gibt es seit 2006 eine neue Allianz für eine solche Entwicklung in Afrika (*Alliance for a Green Revolution in Africa* – AGRA). AGRA wurde als eine Partnerschaft der Rockefeller- und der Bill & Melinda-Gates-Stiftung gegründet. Eine Reihe öffentlicher und privater Geldgeber unterstützt das Projekt, das auch mit der FAO, dem WEP und dem IFAD (Internationaler Fonds für landwirtschaftliche Entwicklung) kooperiert.

Die Allianz hat drei Hauptziele, die bis zum Jahr 2020 erreicht werden sollen:

- Nahrungs- und Ernährungsunsicherheit in mindestens 20 Ländern um die Hälfte zu reduzieren;
- das Einkommen von 20 Millionen Kleinbauernfamilien zu verdoppeln;
- mindestens 15 Länder davon zu überzeugen, die afrikanische Grüne Revolution zu unterstützen.

AGRAs Ziele sind Nahrungs- und Ernährungssicherheit und ein wohlhabendes Afrika durch die Förderung von schnellem und nachhaltigem landwirtschaftlichem Wachstum durch Kleinbauern. Gleichzeitig soll die Umwelt geschützt und die Anpassung an den Klimawandel vollzogen werden.

AGRA möchte dazu beitragen, dass Kleinbauern (in der Mehrzahl sind das in Afrika die Frauen) auch die für einen Erfolg ihrer Arbeit notwendigen Dinge zur Verfügung haben. Das sind gutes Saatgut, gesunde Böden, Zugang zu Märkten, Information, Finanzdienstleistungen, Lagerhaltung und Transport sowie eine Politik, die ihnen umfassende Unterstützung gibt. Indem sie dabei hilft, ländliche Gebiete mit hohem Potenzial zu entwickeln und die Produktivität dort zu steigern, will AGRA die kleinbäuerliche Landwirtschaft in ein hoch produktives, effizientes, nachhaltiges und wettbewerbsfähiges System transformieren.[11]

Weil jedoch die Grüne Revolution in Asien auch viele ökologische, ökonomische und soziale Nebenwirkungen hatte (siehe Box 47) und AGRA enge Partnerschaften mit der Industrie und mit Stiftungen eingeht, warnen Kritiker vor zu großer Euphorie. Sie argumentieren, dass die Neue Grüne Revolution für Afrika dem Großteil der Armen auf dem Land wenig zu bieten hat. Der Ansatz nämlich wendet sich an die sogenannten fortschrittlichen Landwirte und grenzt diejenigen aus, die diesem Weg nicht folgen können.[12]

Auch die Weltbank stellt in ihrem Weltentwicklungsbericht von 2008 fest, dass aufgrund der einzigartigen landwirtschaftlichen und institutionellen Bedingungen die Grüne Revolution in Afrika sich von der Grünen Revolution in Asien unterscheiden müsse und die Umsetzung nach vielen Jahren mit begrenztem Erfolg schwierig bleibe. Allerdings existierten in Afrika auch Potenziale, auf denen aufgebaut werden könne.[13]

Ähnlich wie im Kontext der Grünen Gentechnologie (siehe Kapitel 5), wird es für eine Neue Grüne Revolution in Afrika entscheidend sein, ob die Kleinbauern im Mittelpunkt der Ansätze stehen, mit denen positive Rahmenbedingungen und Lösungsansätze für die jeweils herrschenden ökologischen, ökonomischen und sozialen Bedingungen geschaffen werden sollen. Ganz wichtig ist dabei eine standortgerechte Agrarforschung, die den naturräumlichen Bedingungen, den vorhandenen Produktionssystemen, den bestehenden sozialen Beziehungen und Agrarstrukturen Rechnung trägt.

Förderung der Agrarforschung

Fortschritte in der Landwirtschaft und ländlichen Entwicklung basieren auf Wissenszuwachs in allen Bereichen. Vor diesem Hintergrund hat die Agrarforschung große Bedeutung, insbesondere im Kontext des Klimawandels und der sich durch die Globalisierung verändernden Rahmenbedingungen.

Das Ende des industriellen Produktivismus[14]

Box 48

»Insgesamt konnten die großflächige Industrialisierung der Landwirtschaft in Nord- und Südamerika, Australien und Europa und die kleinflächigere ›Grüne Revolution‹ in Asien über 50 Jahre lang beeindruckende Produktivitäts- und Rationalisierungserfolge vorweisen.

Allerdings beutet ihr einseitiger Produktivismus, ein auf massive Produktionssteigerung ausgelegter Ansatz, die verfügbaren natürlichen Ressourcen unseres Planeten in unvertretbarem, weil nicht nachhaltigem Maße aus. Die Grundstrategie, mit Großtechnik und Agrarchemie den Einsatz menschlicher Arbeit durch fossile Energie zu ersetzen, erweist sich in Zeiten des Klimawandels und schwindender Öl-Reserven als Sackgasse. Das Konzept, in durchrationalisierten Monokulturen riesige Mengen weltweit gehandelter Agrarrohstoffe aus wenigen, standardisierten Hochleistungspflanzen zu gewinnen und dann in immer aufwändigeren und komplexeren industriellen Verarbeitungsgängen zu der scheinbaren Vielfalt zu verarbeiten, die wir aus unseren Supermärkten kennen, hat wesentlich zu den modernen Formen der Über- und Fehlernährung beigetragen. Es erfordert gewaltige Mengen an Pestiziden und Kunstdünger und verbraucht mittlerweile rund 70 Prozent unserer gesamten Süßwasserentnahme. Ausgelaugte und versalzene Böden, Entwaldung, die Vergiftung ganzer Wasserläufe und natürlicher Nahrungsketten und ein Artensterben ungekannten Ausmaßes sind der ökologische Preis dieses Fortschritts. Trotz Überproduktion ist das industrielle Modell globalisierter Landwirtschaft unfähig, das Grundbedürfnis von Milliarden Menschen nach ausreichender und ausgewogener Ernährung zu befriedigen. Stattdessen erlaubt es, besonders in Lateinamerika und in Teilen Asiens und Afrikas, eine florierende industrielle Produktion sogenannter *Cash Crops* (Nahrungsmittel und andere landwirtschaftliche Produkte zum Verkauf), die an der unterversorgten lokalen Bevölkerung vorbei auf dem Weltmarkt verkauft werden. Zu seinen gesellschaftlichen Kosten zählen neben Hunger, Fehlernährung und Wassermangel wachsende Ungerechtigkeit, gewaltsame Konflikte um knapper werdende Ressourcen, die wirtschaftliche und kulturelle Erosion von Gemeinden und ganzen Regionen, Vertreibung und Landflucht.«

Box 49

An Kleinbauern orientierte Forschung – das Beispiel MASIPAD auf den Philippinen[15]

Nicht alle Bauern haben von der Grünen Revolution profitiert. Notwendige Investitionen in verbessertes Saatgut und Pestizide sowie entstandene Umweltschäden haben Ende der neunziger Jahre Bauerngemeinschaften auf den Philippinen veranlasst, aus eigenen Kräften etwas gegen den Hunger zu unternehmen. Sie setzten dabei auf alte Reissorten, die sie vor Ort sammelten. So entstand ein Reservoir an Saatgut, aus dem auf Versuchsfeldern neue Sorten entwickelt wurden. Diese Sorten sind an das Klima und die Böden an den jeweiligen Standorten angepasst und kommen ohne Chemie und Kunstdünger aus. Wissenschaftler unterstützen die Bauern. Partnerorganisationen leisten finanzielle und organisatorische Hilfe.

Inzwischen gehören über 35 000 Bauernfamilien in 672 Mitgliedsorganisationen dem MASIPAG-Netzwerk an. Das Reservoir an Reissorten umfasst inzwischen 2 000 Sorten, davon etwa 1 000 traditionelle und 1 000 Neuzüchtungen. Ziel des Netzwerkes war immer, sich aus der Abhängigkeit von Saatgut- und Agrarchemieunternehmen zu lösen. Deshalb verzichten die Mitglieder auf den Einsatz von synthetischen Pflanzenschutz- und Düngemitteln sowie den Einsatz von kommerziellen Hochertragssorten. MASIPAG strebt eine weitestgehende Selbstversorgung und die Nahrungssicherheit seiner Mitglieder an. Trainings- und Weiterbildungsmaßnahmen qualifizieren zuerst für Selbstversorgung und dann erst für Vermarktung.

Die MASIPAG-Bauern berichten von geringeren Kosten, einem damit verbundenen höheren Einkommen, mehr Nahrungssicherheit sowie besserer Gesundheit. Auch der Geschmack der Lebensmittel habe sich verbessert.

Die klassische – durch die Industrie wie durch öffentliche Gelder geförderte – Agrarforschung stärkt vor allem großflächige Produktionsmethoden und die Agroindustrie. Sie geht bis heute häufig an den Bedürfnissen der kleinbäuerlichen Landwirtschaft vorbei (siehe Box 48).

Eine innovative, den heutigen Bedingungen angepasste Agrarforschung gestaltet den Paradigmenwechsel in der Welternährung mit

Box 50

Die Konsultationsgruppe für Internationale Agrarforschung (Consultative Group for International Agricultural Research – CGIAR)[16]

In der CGIAR sind 15 internationale Agrarforschungszentren zusammengeschlossen, die öffentlich geförderte Agrarforschung betreiben. Diese Gruppe ist seit 1971 eine strategische Partnerschaft von verschiedenen Gebern (Entwicklungs- und Industrieländern, internationalen und regionalen Organisationen und privaten Stiftungen), die weltweit mit Hunderten von Regierungen und zivilgesellschaftlichen Gruppen sowie privaten Unternehmen zusammenarbeiten. Ihre Zentren sind über den Globus verstreut und forschen zu verschiedensten Nahrungsprodukten (Reis, Kartoffel, Vieh) oder damit verbundenen Themen (Ernährungspolitik).

Diese Forschungsergebnisse haben wesentlich zu den Erfolgen der »Grünen Revolution« beigetragen. Sie sind – anders als bei privat finanzierter Forschung – öffentliche Güter, die allen zugänglich sind. Zwar verfügen die Zentren über ein relativ bescheidenes Jahresbudget – 572 Millionen US-Dollar im Jahr 2009. Dennoch ist es die größte Einzelinvestition, mit der Wissenschaft für die Armen auf dem Land nutzbar gemacht wurde.

Insgesamt konzentriert sich die öffentliche Agrarforschung immer mehr auf einzelne Hoch-Technologie-Bereiche, die als strategische Investitionen für die Zukunft angesehen werden. Sie wird aber auch zunehmend verdrängt durch Agrarchemie- und Saatgut-Unternehmen.

Der Weltagrarbericht fordert, dass öffentliche Investitionen in landwirtschaftliches Wissen und dessen Verbreitung auf allen Ebenen gesteigert werden. Investitionen müssen auf öffentliche Güter von strategischer Bedeutung für die Zukunftsaufgaben Ernährungssicherung, Umgang mit Klimawandel und Nachhaltigkeit konzentriert werden.

und arbeitet aktiv gegen Hunger und Unterernährung. Dazu müssen eine Reihe von Bedingungen erfüllt sein:

- Forschung zu landwirtschaftlichen Produkten, die von den Armen und Hungernden angebaut und gegessen werden (siehe auch Kapitel 5);

- Forschung, die sich an den Möglichkeiten und Grenzen kleinbäuerlicher Betriebssysteme orientiert und die vor allem die Schlüsselrolle von Frauen in der Nahrungs- und Ernährungssicherung berücksichtigt;
- Forschung, die Pflanzen-, Tier- und Fischproduktion und deren gesamte Wertschöpfungskette berücksichtigt;
- die Erforschung standortgerechter Lösungen für die sehr vielschichtigen Produktionssysteme auf den Feldern und in den Bauernhöfen weltweit;
- die Sicherung des Zugangs von Kleinbauern zu Forschungsergebnissen unter fairen Bedingungen;
- die Forschung in den von Nahrungs- und Ernährungsunsicherheit betroffenen Ländern fördern.

Eine Agrarforschung, die diese Aspekte berücksichtigt, muss Teil nationaler Strategien zur Nahrungs- und Ernährungssicherung (siehe Kapitel 8) sein. Eine öffentlich geförderte internationale Agrarforschung sollte solche nationalen Erkenntnisse, die auf lokalem Wissen und lokalen Initiativen aufbauen, unterstützen und ergänzen (siehe Boxen 49 und 50).

Kapitel 10

Aufgaben der Zivilgesellschaft

»Die Zivilgesellschaft hat eine Schlüsselrolle, wenn es darum geht, die Aktionen von Regierungen und Institutionen sowohl auf nationaler als auch auf globaler Ebene zu stärken und zu orientieren sowie einen umfassenden Ansatz für Landwirtschaft, Nahrungs- und Ernährungssicherung zu gewährleisten.«

Frederic Mousseau[1]

Um wen geht es?

Unter Zivilgesellschaft versteht man den Teil der Gesellschaft, der sich aktiv in die Gestaltung eines Landes einbringt – neben dem Staat, der Wirtschaft sowie Privatleuten. In jedem Land der Welt gibt es eine solche Zivilgesellschaft. Sie ist mal mehr, mal weniger formal organisiert und hat – je nach politischen, rechtlichen, ökonomischen und sozialen Rahmenbedingungen – unterschiedliche Möglichkeiten, sich auf nationaler oder internationaler Ebene zu engagieren.

Eine klare, international anerkannte Definition für die sehr heterogene Gruppe zivilgesellschaftlicher Organisationen gibt es nicht. In vielen Ländern konnten die Akteure in einem Diskussionsprozess einen Konsens über eine ungefähre Klassifizierung erzielen. Meist werden neben den Nichtregierungsorganisationen (NROs) auch Gewerkschaften, Kooperativen, religiöse Organisationen, Vereine und Verbände, soziale Bewegungen und (lokale) Selbsthilfegruppen zur Zivilgesellschaft gerechnet.

Die Abbildung 37 zeigt am Beispiel von Kamerun, wie vielschichtig und bunt diese Gruppe der verschiedenen Akteure sein kann. Dort existieren zwischen 44 000 und 55 000 zivilgesellschaftliche Organisationen.

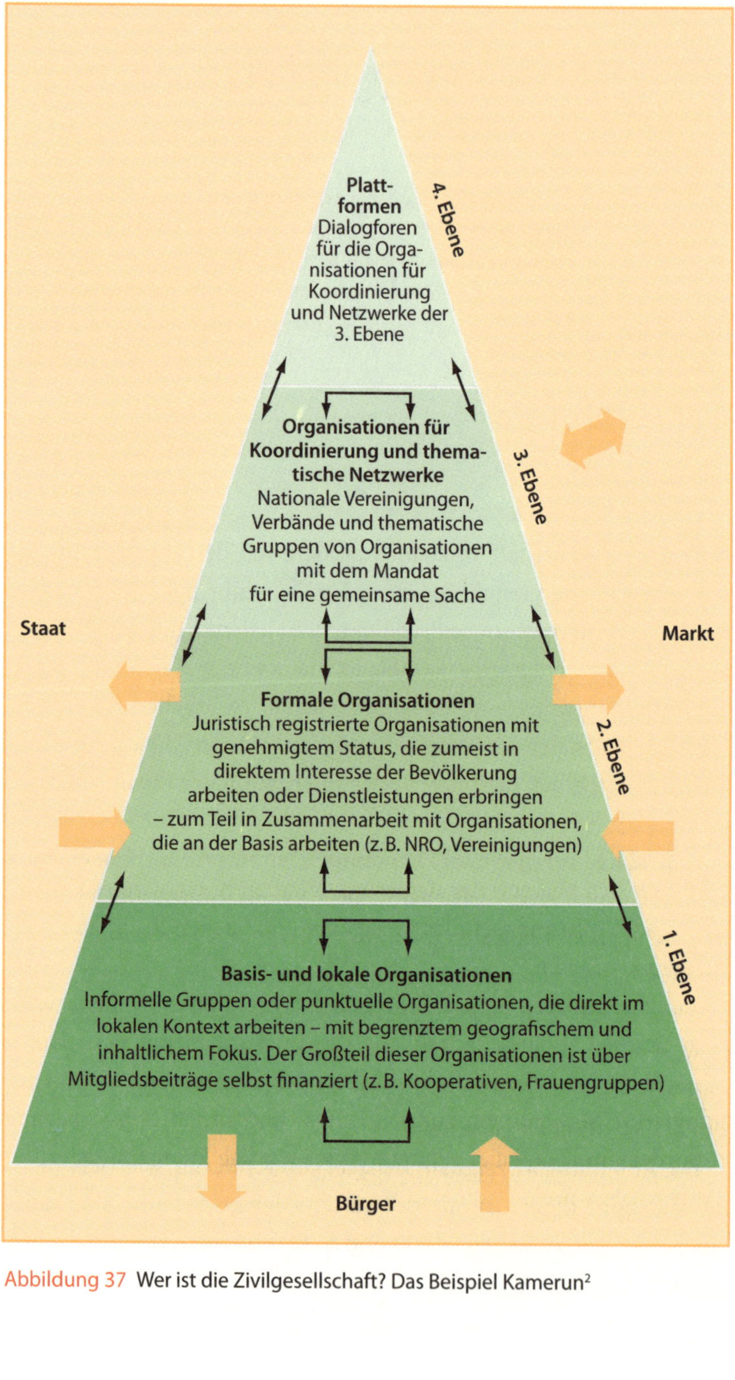

Abbildung 37 Wer ist die Zivilgesellschaft? Das Beispiel Kamerun[2]

Anwalt, Lobby, Sprachrohr für die Unterdrückten

In Entwicklungsprozessen nehmen zivilgesellschaftliche Organisationen die verschiedensten Rollen ein – je nach Selbstverständnis, Vision und Mission:

- Sie können als unabhängige Entwicklungsakteure mit eigenen Ressourcen auftreten und staatliche Politik durch eigene Projekte ergänzen.
- Oft sind sie Bindeglied zwischen staatlichen Stellen und der Bevölkerung, für die sie häufig als Lobbygruppe oder Anwalt auftreten und deren Anliegen sie vortragen.
- Sie verstehen sich häufig als Gegengewicht zu Regierung und Verwaltung und als deren »Wachhund (*Watchdog)*«. Sie beobachten und kontrollieren staatliches Handeln. Sie fordern gute Regierungsführung ein.
- Sie übernehmen Dienstleistungen, zum Beispiel in den Bereichen Gesundheit und Bildung, mitunter im Auftrag der Regierung oder anderer Entwicklungsakteure.

Einzelne dieser Ziele können in der praktischen Arbeit miteinander zu Interessenskonflikten führen. Wenn zum Beispiel eine internationale zivilgesellschaftliche Organisation in einem Entwicklungsland ein Projekt zur Ernährungssicherung betreibt und die Genehmigung dafür jährlich neu von der Regierung erhalten muss, wird es schwierig, diese für ihr mangelndes Engagement in Sachen Recht auf Nahrung zu kritisieren.

Auf der anderen Seite können auch Synergien entstehen, wenn zum Beispiel zivilgesellschaftliche Organisationen mit dem Landwirtschafts- und Gesundheitsministerium zusammen ein höheres Budget für Maßnahmen zur Nahrungs- und Ernährungssicherung einfordern und es dabei gelingt, das zuständige Finanzministerium dafür zu gewinnen.

Box 51

Monitoring zum Recht auf Nahrung[3]

Eine Reihe von zivilgesellschaftlichen Organisationen setzen sich in ihren Ländern für die Umsetzung des Rechts auf Nahrung und der Freiwilligen Leitlinien ein. FIAN und Welthungerhilfe unterstützen einige dabei.

Ein wichtiges Produkt der Zusammenarbeit der letzten Jahre ist ein Monitoring-Instrument, das gemeinsam von FIAN, Welthungerhilfe und Partnerorganisationen in sechs Ländern (Benin, Uganda, Indien, Bolivien, Guatemala und Kolumbien) erarbeitet und getestet wurde. Das Produkt »*Screen state action against hunger!*« orientiert sich an den Freiwilligen Leitlinien. Mit Hilfe dieser praktischen Anleitung kann systematisch erfasst werden, inwieweit staatliche Maßnahmen zur Umsetzung des Rechts auf Nahrung eingeleitet wurden und wo Regierungen hinter ihren Verpflichtungen zurückbleiben.

Auf der Basis dieses Monitorings erarbeiten zivilgesellschaftliche Gruppen gemeinsam mit anderen (zum Beispiel Regierungsvertretern) Berichte zur Situation der Ernährungssicherheit und zum Recht auf Nahrung in ihrem Land. Abweichend von den offiziellen Staatenberichten gehen einzelne dieser Berichte auch auf Fälle ein, in denen das Recht auf Nahrung verletzt und die Regierung ihrer Achtungs-, Schutz- und Gewährleistungspflicht nicht gerecht wurde. Die Berichte zivilgesellschaftlicher Organisationen werden in Workshops vor Ort und in Genf beim Ausschuss der Vereinten Nationen zur Überwachung des Internationalen Pakts für wirtschaftliche, soziale und kulturelle Rechte vorgestellt, diskutiert und für die Lobbyarbeit genutzt.

Kritische Begleiter und Partner der Regierungen

Oft werden lokale oder nationale zivilgesellschaftliche Gruppen in Entwicklungsländern von international tätigen Organisationen unterstützt. Sie können aber auch selbstständig und unabhängig von Partnern agieren.

Viele der Aktivitäten richten sich direkt an die Erzeuger von Nahrungsmitteln oder an hungernde Menschen. Angeregt durch die Menschen selbst oder durch die zivilgesellschaftliche Organisation, werden zum Beispiel die Förderung der kleinbäuerlichen Produktion oder des

Baus von Trinkwasserbrunnen unterstützt. Derartige Aktivitäten werden von den beteiligten Organisationen in Zusammenarbeit mit den Betroffenen geplant, durchgeführt und ausgewertet.

Andere Tätigkeiten, zum Beispiel das Monitoring staatlichen Handelns (siehe Box 51), wirken weniger direkt, aber tendenziell langfristiger, da sie schwierige politische Reformprozesse und Veränderungen im Machtgefüge von Staaten anstoßen und begleiten.

Wie das Beispiel Brasilien (siehe Box 52) zeigt, kann es durch die Beteiligung der Zivilgesellschaft mit anderen Akteuren gelingen, gemeinsam neue Wege zu gehen.

Ersatz staatlicher Funktionen in der Krise

In Ländern mit schlecht oder kaum funktionierenden Regierungen und staatlichen Institutionen übernehmen zivilgesellschaftliche Organisationen diese Aufgaben. Das können nationale wie internationale Gruppen sein – im Idealfall arbeiten sie zusammen. Humanitäre Einsätze, Not- und Übergangshilfe (einschließlich der Ernährungssicherung) sowie der Schutz von Menschenrechten sind typische Aufgabenfelder zivilgesellschaftlicher Organisationen in vom Zusammenbruch gefährdeten Staaten oder unregierbar gewordenen Ländern. Diese besondere Rolle können sie einnehmen, weil sie häufig schon jahrelang im Land arbeiten, die Verhältnisse also gut kennen, aber dennoch selbst politisch unabhängig sind. Das daraus erwachsene Vertrauen an der Basis eröffnet ihnen einen guten Zugang zur Bevölkerung, auch zu Randgruppen, insbesondere in den Gebieten, in denen staatliche Akteure keinen Zugang haben.[4]

In solchen Kontexten bekommen Akteure der Zivilgesellschaft in der Entwicklungszusammenarbeit und humanitären Hilfe eine besondere Bedeutung, da die Zusammenarbeit zwischen Regierungen häufig nicht mehr funktioniert, wenn es zum Beispiel darum geht, eine Grundversorgung mit Nahrungsmitteln sicherzustellen. Dabei

Box 52

Der Erfolg Brasiliens bei der Umsetzung des Rechts auf Nahrung: die Rollen der Regierung und der Zivilgesellschaft[5]

Brasilien ist ein gutes Beispiel für ein Land, das umfassende Aktionen zur Sicherung des Rechts auf Nahrung unternommen hat. Das begann im Jahr 1986 als Teil des Prozesses zur Erarbeitung einer neuen Verfassung. Der 2003 gewählte Präsident Luiz Inácio Lula da Silva initiierte das Programm *Fome Zero* (Null Hunger), das 31 Aktionen und Programme in verschiedenen Ministerien miteinander vernetzte, um Zugang zu Nahrung sicherzustellen, Familieneinkommen zu erhöhen und Kleinbauernhöfe zu fördern. Wichtiges Instrument ist der *Bolsa Familia*, ein Zuschuss, den zwölf Millionen arme Familien erhalten. Ein Schulspeisungsprogramm stellt Mahlzeiten für 37 Millionen Kinder bereit.

Eine der beteiligten Organisationen, wie zum Beispiel der Nationale Rat für Nahrungs- und Ernährungssicherung, berichtete direkt dem Präsidenten. Eine Kommission, zuständig für Verletzungen des Menschenrechts auf Nahrung, überwachte die Umsetzung. Das Netzwerk *Citizenship Action* kümmert sich seither um die Themen Hunger, Armut und sozialer Ausschluss und hat mehr als 7 000 lokale Komitees gegründet.

Die Kombination von progressiver Regierungspolitik und unermüdlicher Zivilgesellschaft hat eine breite Akzeptanz der Legitimität des Rechts auf Nahrung in Brasilien sichergestellt.

sollte alles getan werden, um eine ohnehin schon labile Situation nicht weiter zu verschärfen und staatliches Handeln – so rudimentär es auch sein mag – noch zu unterhöhlen.

Lokale Bezüge herstellen

Viele zivilgesellschaftliche Organisationen der nördlichen Halbkugel sehen ihre Kernaufgabe in der internationalen Zusammenarbeit: der Unterstützung von lokalen Partnerorganisationen in denjenigen Ländern, die von Nahrungs- und Ernährungsunsicherheit betroffen sind. Das geschieht durch personelle Unterstützung und Beratung vor Ort, aber auch durch das Einwerben finanzieller Ressourcen im Norden. Vor allem in der Entwicklungszusammenarbeit und in der Not- und Übergangshilfe entwickeln sich dabei langjährige Partnerschaften. Sie sind eine wichtige Basis für den Erfolg.

In Deutschland setzen sich viele zivilgesellschaftliche Organisationen mit entwicklungspolitischer Lobby- und Bildungsarbeit für die Rechte der Hungernden und Unterernährten ein. Sie prangern Menschenrechtsverletzungen und unzureichende Entwicklungsmaßnahmen an und fordern Verbesserungen für die Lebenssituation der Betroffenen. Die Adressaten dieser Arbeit sind sehr vielschichtig. Sie reichen von Politikern und Behördenvertretern über Multiplikatoren wie Lehrer oder Journalisten bis hin zu Kindergärten, Schulen und anderen Bildungseinrichtungen.

Im Sinne einer nachhaltigen und weltweiten Ernährungssicherung kommt es darauf an, das Thema Welternährung mit einer gesunden, nachhaltigen Ernährung in Deutschland zu verknüpfen und diesen Zusammenhang zum Beispiel schon in Kindergarten und Schule fest zu verankern (siehe auch Kapitel 12).

Kapitel 11

Beispiele neuer Partnerschaften

Die Bedeutung der globalen Vernetzung und Abhängigkeit in der Landwirtschaft und Ernährungssicherung wird im Alltag spürbar. Probleme in weit entfernten Teilen der Welt machen sich auch hier bemerkbar. Sie beeinträchtigen das Zusammenleben der Menschen in dieser Einen Welt. Das hat unterschiedlichste Akteure, die einander vor einigen Jahren noch kaum kannten und sich teilweise feindlich gegenüberstanden, zu ganz neuen Formen der Zusammenarbeit motiviert. Global vernetzte Probleme können nur in weltweiter Zusammenarbeit gelöst werden. Neue Entwicklungspartnerschaften, die Menschen verschiedenster Herkunft und mit diversen Motiven und Visionen verbinden, bieten eine enorme Chance, den globalen Ausgleich der Interessen besser zu gestalten als bisher.

Baumwolle: *Cotton made in Africa*

Etwa 20 Millionen Menschen in Afrika südlich der Sahara verdienen ihren Lebensunterhalt mit dem Anbau von Baumwolle. Sie ist neben Kaffee und Kakao eines der wichtigsten landwirtschaftlichen Exportgüter Afrikas. Deshalb könnte ihr eine wichtige Rolle bei der Bekämpfung der Armut zukommen. In der Realität jedoch haben hohe Baumwollsubventionen der konkurrierenden Industrieländer und erhebliche Produktivitätsunterschiede bisher verhindert, dass das »Weiße Gold« zum Wohlstand der afrikanischen Bauern geführt hat. Schuld daran sind auch eine mangelnde Infrastruktur sowie ökologische Probleme und Gesundheitsschäden, die durch unsachgemäßen Umgang mit Pestiziden und Düngemitteln verursacht wurden.

Vor diesem Hintergrund hat im Jahr 2005 die Otto Group die Allianz *Cotton made in Africa* (CmiA) initiiert.[1]

Ziele von *CmiA* sind:

- Verbesserung des Baumwollanbaus mit dem Ziel einer nachhaltigen Produktion: In den meisten Regionen südlich der Sahara wird Baumwolle von Kleinbauern im Regenfeldbau, oft in Fruchtfolgen mit Grundnahrungsmitteln, angepflanzt.
- Grundschulausbildung der Kinder auf dem Land, minimierter Einsatz von Wasser, Dünger und Pestiziden, Zugang zu Märkten für die Bauern.
- Stärkung der Wettbewerbsfähigkeit von afrikanischer Baumwolle: Baumwolle *made in Africa* hat hohe Qualität. Sie ist langfasrig und wird von Hand gepflückt. Eine Verbesserung der sozialen und ökologischen Bedingungen im Anbau kann zusätzlich die Marktchancen steigern. Einzelne Qualitätsmerkmale können über Wissenszuwachs schon beim Anbau und der Verarbeitung gezielt optimiert werden.
- Eine neue Dimension unternehmerischer Verantwortung: Auch die Anbieter von Textilien profitieren. Sie erhalten eine hochwertige und dennoch preiswerte Ware, bei der die Rohstoffqualität stimmt und die Versorgung langfristig gesichert ist. Damit wird eine neue Dimension unternehmerischer Verantwortung erreicht – die Verantwortung für Menschen und Umwelt entlang der gesamten Wertschöpfungskette.

> »Cotton made in Africa setzt nicht auf Charity. Es aktiviert Marktkräfte, um entwicklungspolitische Ziele zu erreichen, und fördert damit im besten Sinne eine nachhaltige Entwicklung. Es ist eine neue Form unternehmerischer Verantwortung, im Vordergrund steht pragmatische Hilfe zur Selbsthilfe von Unternehmern für Unternehmer – die Kleinbauern in Afrika.«
>
> *Johannes Merck, Geschäftsführer der Aid by Trade Foundation*

Ein solches Engagement wird von Kunden und Konsumenten geschätzt. Eine repräsentative Umfrage des Meinungsforschungsinstituts Forsa, im Auftrag des Beratungsunternehmens Accenture, bestätigt den Ansatz von *CmiA*, bei dem Geschäft und Entwicklung (Business & Development) miteinander verbunden werden. Die Umfrage unter 1 000 deutschen Verbrauchern im Alter über 16 Jahren zeigte, dass 85 Prozent der deutschen Verbraucher mehr Geld für Kleidung bezahlen würden, wenn diese nachweislich umweltverträglich und unter fairen Arbeitsbedingungen hergestellt würde. Im Durchschnitt würden sie 16 Prozent mehr ausgeben als für herkömmlich produzierte Kleidung. Ein Viertel der Befragten ist sogar bereit, dafür über 20 Prozent mehr zu bezahlen.

Bei diesem neuen Ansatz geht es nicht darum, ein weiteres Nischenprodukt, wie es in den Industrieländern heute beispielsweise die Bio-Baumwolle ist, zu etablieren. Das Projekt will einen breiten Markt, den sogenannten *mainstream market,* bedienen. Dazu setzen die beteiligten Unternehmen auf Masse anstatt auf höhere Preise für die Endprodukte. Denn nur eine große Nachfrage kann breitenwirksam die Lebensbedingungen verbessern.

CmiA ist inzwischen eine der größten Partnerschaften öffentlicher und privater Akteure (*Public Private Partnership* – PPP). Träger ist die von Michael Otto gegründete Stiftung *Aid by Trade Foundation for Sustainable Agriculture and Forestry*. Projektpartner sind die Otto Group, die Deutsche Gesellschaft für Technische Zusammenarbeit und die Deutsche Entwicklungs- und Investitionsgesellschaft, die Nichtregierungsorganisationen *World Wide Fund for Nature* (WWF) und Welthungerhilfe sowie der Baumwollhändler Dunavant und das Textilunternehmen Tom Tailor. Mitglieder der Nachfrageallianz sind neben den Unternehmen der Otto Group Tchibo, P & C, Bierbaum, QVC und Promtex. Auch Firmen wie Puma und Rewe machen bei CmiA mit.

So können Kompetenzen und Interessen zusammengebracht werden. Die Textilunternehmen schaffen mit der Abnahme der Baumwolle die wirtschaftliche Basis des Projekts. Experten der staatlichen und nicht staatlichen Entwicklungszusammenarbeit liefern mit ihrem Fachwissen über Natur und Landwirtschaft notwendiges Know-how und bringen ihre langjährigen Beziehungen mit Partnern in den Anbauländern ein.

Vor Ort in Afrika werden Schulungen für Kleinbauern in modernen Anbaumethoden und richtigem Umgang mit Pestiziden und Düngemitteln durchgeführt. In Europa fragen Handelsunternehmen inzwischen die Textilien aus Baumwolle mit dem Label *Cotton made in Africa* gezielt nach. Das und die Ertragssteigerung stellen die Einkommen der Bauern und ihrer Familien sicher, was wiederum mehr afrikanischen Kindern einen Schulbesuch ermöglicht.

Die Herausforderungen des Projekts sind beachtlich. Sowohl in der Produktion als auch in der Vermarktung müssen weiterhin viele Fragen und Probleme geklärt werden, bis das Projekt irgendwann von öffentlichen Geldern unabhängig und zum Selbstläufer geworden sein wird.

Heiß diskutiert wird zum Beispiel Kinderarbeit. Die afrikanischen Partner von *CmiA* sehen darin kein Problem. Kinderarbeit ist im Baumwollanbau üblich und als Mitarbeit im elterlichen bäuerlichen Familienbetrieb gemäß der Kernarbeitsnormen der Internationalen Arbeitsorganisation (ILO) auch zulässig. *CmiA* möchte jedoch auf jeden Fall verhindern, dass unzulässige Kinderarbeit oder gar -sklaverei stattfindet. Der Einsatz von Kindern wird deshalb systematisch überprüft.

Ein zweites kontrovers diskutiertes Thema ist der Einsatz von gentechnisch verändertem Saatgut. Gegen den Wunsch der afrikanischen Partner hat sich die *Aid by Trade Foundation* entschieden, zunächst für drei Jahre keine Gen-Baumwolle zuzulassen.

Bei den Textilanbietern liegt der Anteil fair und ökologisch produzierter Ware bisher noch bei unter 1 Prozent ihres Sortiments. Er muss bis auf 20 oder 30 Prozent gesteigert werden, um nachhaltig produzierte Baumwolle auf dem Weltmarkt durchzusetzen. Noch fehlt die Nachfrage.

Wasser: *Viva con Agua*

Aus einer Privatinitiative des ehemaligen FC-St.-Pauli-Fußballspielers Benjamin Adrion ist »Viva con Agua de Sankt Pauli e.V.« entstanden, heute ein fest etablierter Partner der Welthungerhilfe in der Förderung von Trinkwasserprojekten. Der 2005 gegründete Verein hat immer wieder originelle und innovative Spendenaktionen initiiert, zum Beispiel jährliche Pfandbechersammelaktionen auf Festivals und vielfältige Charity-Aktivitäten im Rahmen von eigens ausgerufenen »Wassertagen«. Damit konnte er bis zum Sommer 2010 mit insgesamt über 600 000 Euro bereits mehr als zehn Projekte in Lateinamerika, Afrika, Südostasien und Indien unterstützen.

Inzwischen hat der Verein auch eine eigene Stiftung gegründet und verkauft in Deutschland das »Viva con Agua Quellwasser«. Solchem *Social Business* könnte die Zukunft gehören. Mindestens 60 Prozent der Gewinne aus dem Verkauf kommen nachhaltigen Trinkwasserprojekten der Welthungerhilfe zugute.

Viva con Agua spricht besonders junge Zielgruppen an, die auf konventionellen Wegen nicht für Fragen der Hungerbekämpfung und Entwicklung zu begeistern sind.[2]

> »Die Trinkwasserinitiative Viva con Agua erreicht mit ihrer Botschaft »Wasser für alle Menschen!« und innovativen, ungewöhnlichen Spendenaktionen junge Zielgruppen mit hoher sozialer Energie und Kreativität. Und so wie wir die Welthungerhilfe mit Spenden unterstützen, so unterstützt uns die Welthungerhilfe mit ihrem hochprofessionellem Know-how und ihrer langjährigen Erfahrung sowie mit ihrem national wie international ausgezeichneten Ruf. Gemeinsam wollen wir weiter gegen den Durst auf der Welt kämpfen!«
>
> *Benjamin Adrion zur Motivation von Viva con Agua*

Kapitel 12

Das kann jeder Einzelne tun

»Solange nicht der Untergang der Menschheit hundertprozentig feststeht, lohnt es sich, dagegen zu arbeiten.«

Erich Fried

Es gibt viele Möglichkeiten, wie sich jeder Einzelne für die Verwirklichung des weltweiten Rechts auf Nahrung engagieren kann. Das fängt beim Einkaufen an. Woher kommen die Produkte, die im Supermarkt zu kaufen sind? Wie werden sie hergestellt? Was geschieht auf dem langen Weg vom Acker bis zum Teller? Wie leben die Menschen, die diese Produkte herstellen? Die Suche nach Antworten auf diese Fragen ist wichtig. Es darf den Konsumenten nicht egal sein, wie die Produzenten ihrer Nahrungsmittel leben und wie die Nahrungsmittel produziert werden und zu ihnen kommen. Es bestimmt auch ihre eigene Lebensqualität.

Nachhaltige Produkte kaufen

Nur eine nachhaltige Ernährung ist zukunftsfähig. Was aber bedeutet das? Der Begriff »Nachhaltigkeit« prägt die politische und gesellschaftliche Diskussion seit dem Erdgipfel in Rio de Janeiro im Jahr 1992. Dort wurde festgehalten, dass eine nachhaltige Entwicklung ökonomische, ökologische und soziale Aspekte berücksichtigen muss, um heute und in Zukunft ein menschenwürdiges Leben aller Menschen in der Einen Welt zu ermöglichen. Das gilt auch für die Ernährung.

Die globalen Zusammenhänge in den Dimensionen Ökonomie,

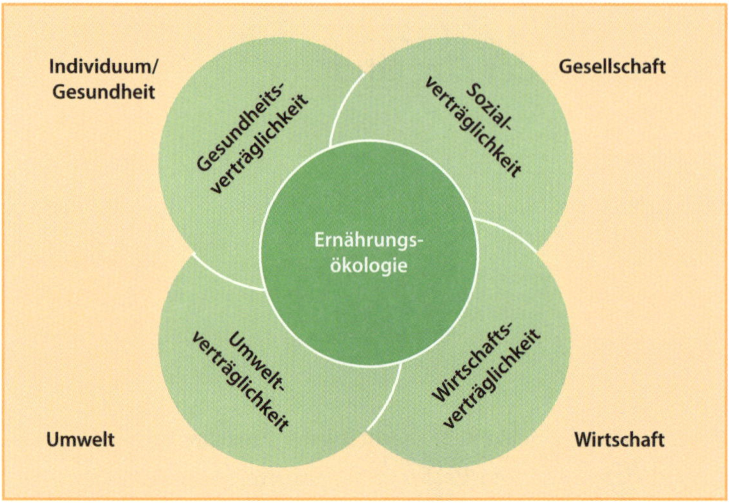

Abbildung 38 Die vier Dimensionen nachhaltiger Ernährung[1]

Ökologie und Soziales, ergänzt um Gesundheit, erforscht das noch junge Fachgebiet der Ernährungsökologie (siehe Abbildung 38).

Was bedeutet das konkret im Alltag? Bereits wenige Veränderungen am täglichen Speiseplan können viel bewirken. Die positiven Wirkungen reichen bis zu den Produzenten in weit entfernten Ländern und schützen die globale Umwelt.

Eine nachhaltige Ernährung besteht aus

- gesunden Lebensmitteln und Mahlzeiten in ausgewogener Zusammensetzung;
- Getränken aus Mehrwegverpackungen;
- saisonalem Obst und Gemüse aus der Region;
- weniger Fleisch und Fisch;
- Bio-Produkten und
- fair gehandelten Waren.[2]

Eine Ernährung, die diese Grundsätze beachtet, hält gesund und fördert Genuss, Spaß am Essen, Leistung und Wohlbefinden – weltweit und in allen Altersgruppen.

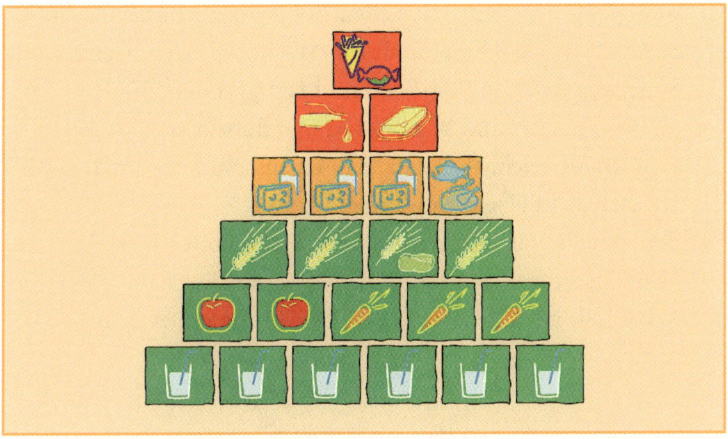

Abbildung 39 Die Ernährungspyramide[3]

Gesund und ausgewogen essen – Verschwendung vermeiden

Die Ernährungspyramide (siehe Abbildung 39) zeigt auf, was gesunde Produkte sind und wie ein ausgewogener Speiseplan aussieht. Die Basis einer gesunden und nachhaltigen Ernährung bilden reichlich ungesüßte und alkoholfreie Getränke sowie pflanzliche Lebensmittel.

Beim Einkauf sollten die Mengen und die Haltbarkeit der Lebensmittel richtig eingeschätzt werden. Lassen Sie sich nicht beeinflussen von den Verlockungen der Werbung. Lebensmittel gehören außerdem nicht auf den Müll.

Ähnlich wie die Empfehlungen der Deutschen Gesellschaft für Ernährung e.V.[4] lauten die der internationalen Ernährungswissenschaft:

1. Essen Sie vielseitig;
2. reichlich Getreide, Getreideprodukte und Kartoffeln;
3. Gemüse und Obst – fünf Portionen am Tag;
4. täglich Milch und Milchprodukte, ein- bis zweimal in der Woche Fisch, Fleisch, Wurstwaren sowie Eier in Maßen (ein bis zwei pro Woche);

5. wenig Fett und fettreiche Lebensmittel (Vorsicht bei unsichtbarem Fett in Fleischerzeugnissen, Milchprodukten, Gebäck und Süßwaren sowie in Fast-Food und Fertigprodukten);
6. maßvoll Zucker und Salz (jodiert und fluoridiert);
7. Trinken Sie reichlich Flüssigkeit: eineinhalb Liter am Tag. Wasser ist absolut lebensnotwendig.
8. Bereiten Sie Nahrung schmackhaft und schonend zu.
9. Nehmen Sie sich Zeit und genießen Sie Ihr Essen.
10. Achten Sie auf Ihr Gewicht und bleiben Sie in Bewegung.

Recycling bevorzugen: Mehrwegflaschen

Mehrweg ist in der Regel besser als Einweg. Glasflaschen werden bis zu 50-mal und PET-Mehrwegflaschen (PET steht für den Kunststoff Polyethylenterephthalat) bis zu 25-mal wiederverwendet. Mehrwegflaschen haben viele Vorteile. Sie sind umweltfreundlicher, weil weniger Abfall entsorgt werden muss, und es werden weniger Rohstoffe zur Herstellung der Getränkeverpackungen benötigt. Oft können mit dem Kauf von Getränken in Mehrwegflaschen regionale, kleine und mittelständische Unternehmen, wie Brauereien, Saftkellereien und Mineralbrunnen, unterstützt und damit Arbeitsplätze in diesen Unternehmen gesichert werden.

Dabei ist es gar nicht so einfach, beim Getränkekauf den Überblick zu behalten, was eine Einweg- und was eine Mehrwegflasche ist (siehe Box 53).

Die Ökobilanz ist jedoch nicht immer eindeutig. Wenn Mehrwegflaschen über lange Wege transportiert werden müssen, wird ein Teil der positiven Nachhaltigkeitsbilanz, die durch die erforderliche Reinigung sowieso schon beeinträchtigt ist, noch weiter eingeschränkt. Die Stiftung Warentest sagt dazu: »Wer Mehrweg kauft, ist laut Umweltbundesamt auf der ökologisch sicheren Seite. Aber auch Getränkekartons, Schlauchbeutel und Standbodenbeutel sind umweltfreundlich. Einwegflaschen aus Glas und PET haben dagegen die

Durchsicht im Flaschendschungel[5]

Box 53

Einweg:

Flaschen mit diesem Zeichen bestehen meist aus PET (Polyethylenterephthalat). Sie werden – anders als die PET-Mehrwegflachen – nach dem Einsammeln geschreddert. PET wird recycelt und ein Teil zur Herstellung neuer Flaschen verwendet.

Mehrweg:

Flaschen mit diesem Logo werden mehrfach wiederbefüllt: Älteren Flaschen fehlt das Logo oft. Sie tragen den Hinweis »Mehrweg« oder »Mehrwegflasche«. Manche Flaschen haben den Blauen Engel für Mehrweg.

PET-Zyklus:

Dieses Zeichen steht für einen Mix aus Ein- und Mehrweg. Während der Kasten wiederverwendet wird, werden die PET-Flaschen nach der Rückgabe geschreddert und recycelt.

schlechtere Ökobilanz.« Ihr Tipp: Ökologisch am besten sind regional abgefüllte Getränke in Mehrwegflaschen.[6]

In Deutschland ist Trinkwasser aus dem Hahn eine gute Alternative, um den täglichen Flüssigkeitsbedarf zu decken. Davon gibt es hier reichlich in sehr hoher und umfassend kontrollierter Qualität. Leitungswasser ist bei uns Trinkwasser. So können lästiges Kistenschleppen sowie zusätzliche Verpackungen und Transportwege vermieden werden.

Saisonal und regional kaufen: Obst und Gemüse

Auf den Speiseplan gehören viel Obst und Gemüse (siehe Box 54) – am besten entsprechend der Saison und aus heimischem Anbau. Bei der Auswahl hilft ein Saisonkalender für Obst und Gemüse.[7]

Box 54

»Fünf am Tag« – drei Portionen Gemüse und zwei Portionen Obst[8]

Radieschen, Spargel, Spinat, Rhabarber und die ersten Erdbeeren eröffnen im Frühjahr das Angebot an Obst und Gemüse aus heimischem Anbau. Und selbst im Winter gibt es eine Vielzahl regionaler Gemüse- und Obstsorten, die frisch auf den Tisch kommen können. Wer saisonale und regionale Angebote nutzt, kann sich abwechslungsreich mit frisch geerntetem oder gut gelagertem Obst und Gemüse versorgen.

Je mehr Obst und Gemüse gegessen wird, desto geringer ist das Risiko für starkes Übergewicht, Bluthochdruck, koronare Herzkrankheiten und bestimmte Krebserkrankungen. Eine abwechslungsreiche Auswahl zwischen vielen verschiedenen Obst- und Gemüsearten bringt zusätzliche Vorteile: Sie erhöht die Zufuhr von unterschiedlichen sekundären Pflanzenstoffen, die vielfältige gesundheitsfördernde Wirkungen haben.

Die Deutsche Gesellschaft für Ernährung e.V. empfiehlt »Fünf am Tag«, genauer gesagt: drei Portionen Gemüse und zwei Portionen Obst – möglichst frisch, nur kurz gegart oder auch mal als Saft.

Artenschutz und Treibhausgase beachten: weniger Fleisch und Fisch

Fleisch und Fisch sind wichtige Nährstofflieferanten. Eisen und die Vitamine B1, B6 und B12 im Fleisch sowie Jod, Selen und Omega-3-Fettsäuren im Fisch sind für die Ernährungssicherung aller Menschen von essenzieller Bedeutung. Aber, so viel Fleisch und Fisch, wie in Deutschland und anderen Industrienationen gegessen wird, muss und sollte es nicht sein – aus gesundheitlichen Gründen wie aus Umweltgesichtspunkten. Die Ernährung und hier insbesondere die Produktion von tierischen Lebensmitteln tragen in nicht unerheblichem Maße zum Treibhauseffekt bei (siehe Abbildungen 40, 41 und 42).

Und auch als Vegetarier, das heißt ohne den Konsum von tierischen Lebensmitteln, kann bei guter Zusammenstellung und vielfältigen Kombination der pflanzlichen Produkte eine gesunde Ernährung gelingen.

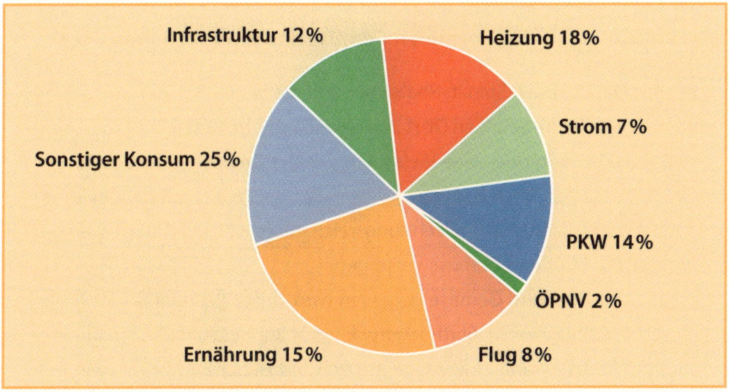

Abbildung 40 Konsum und Treibhausgasemissionen[9]

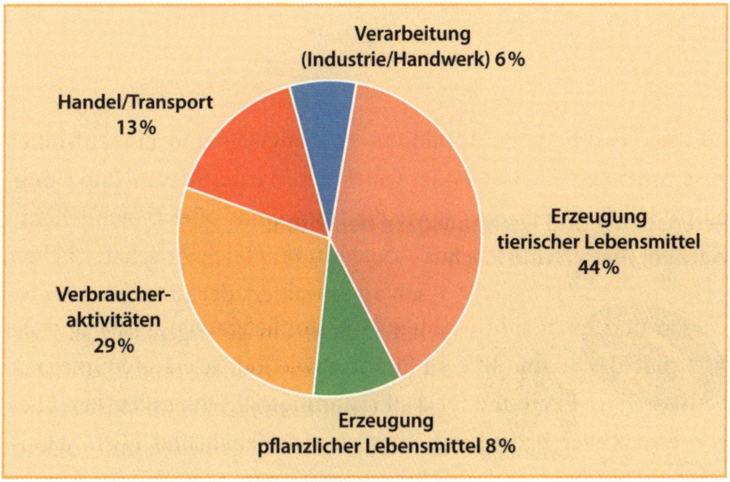

Abbildung 41 Der Beitrag der Ernährung zum Treibhauseffekt in Deutschland[10]

Viel Fisch – aus gesundheitlichen Gründen eher zu empfehlen – trägt zur Überfischung der Meere bei. 75 Prozent der kommerziell genutzten Fischbestände weltweit werden bis an ihre Grenzen genutzt oder überfischt.[11] Eine bewusste und gezielte Auswahl von noch nicht so stark gefährdeten Arten hilft, weiterer Überfischung vorzubeugen. Dazu haben die Umweltorganisationen Greenpeace[12]

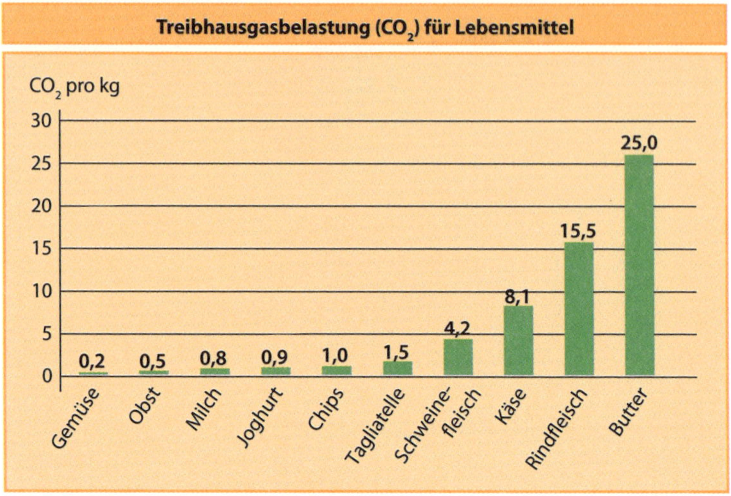

Abbildung 42 Lebensmittel im CO_2-Vergleich[13]

und der WWF (siehe Abbildung 43) Ratgeber und Einkaufshilfen zusammengestellt. Siegel oder Labels des Marine Stewardship Council (MSC, für Wildlachs) sowie die Naturland- oder Bioland-Kennzeichen (für Zuchtfisch aus Aquakulturen/Teichwirtschaft) helfen, Fisch auszuwählen, der unter annehmbaren Bedingungen gefangen wurde. Zwar ist durchaus umstritten, ob das MSC-Siegel als Orientierungshilfe für Verbraucher, die weiter Seefisch genießen und zugleich die Weltmeere schützen wollen, geeignet ist.[14] Besser als viele Fische ohne Siegel sind gekennzeichnete Fische jedoch allemal. Wichtig ist, dass sich über die Verwendung des Siegels hinaus die Konsummuster verändern und Fangmethoden verbessert werden.

Mit dem Kauf von Lebensmitteln aus ökologischem Landbau kann eine nachhaltige Produktion mit all ihren Vorteilen unterstützt werden. Ökobauern, die Produkte in Bio-Qualität herstellen, folgen der

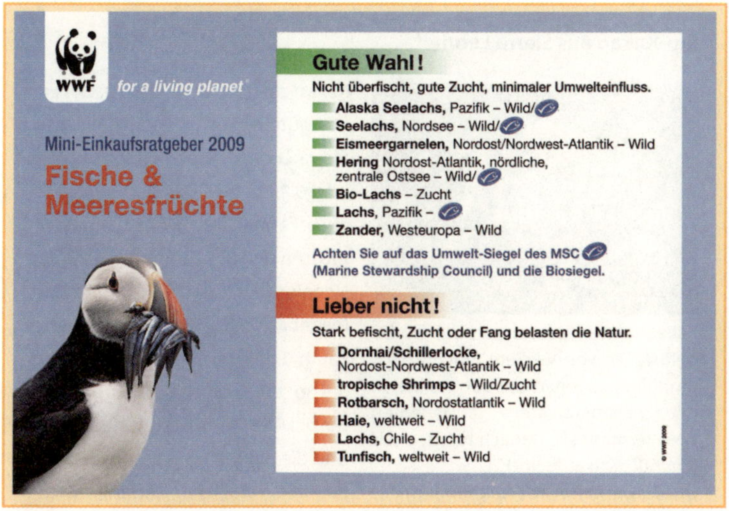
WWF
for a living planet
Mini-Einkaufsratgeber 2009
Fische & Meeresfrüchte
Gute Wahl!
Nicht überfischt, gute Zucht, minimaler Umwelteinfluss.
Alaska Seelachs, Pazifik – Wild/
Seelachs, Nordsee – Wild/
Eismeergarnelen, Nordost/Nordwest-Atlantik – Wild
Hering Nordost-Atlantik, nördliche, zentrale Ostsee – Wild/
Bio-Lachs – Zucht
Lachs, Pazifik –
Zander, Westeuropa – Wild
Achten Sie auf das Umwelt-Siegel des MSC (Marine Stewardship Council) und die Biosiegel.
Lieber nicht!
Stark befischt, Zucht oder Fang belasten die Natur.
Dornhai/Schillerlocke, Nordost-Nordwest-Atlantik – Wild
tropische Shrimps – Wild/Zucht
Rotbarsch, Nordostatlantik – Wild
Haie, weltweit – Wild
Lachs, Chile – Zucht
Tunfisch, weltweit – Wild

Abbildung 43 Einkaufsführer Fisch[14]

Box 55

Bio-Siegel[15]

Staatliches Bio-Siegel und Kennzeichen der Europäischen Union

Bio-Siegel (ökologisch / sozial)
Das Bio-Siegel ist die deutsche Kennzeichung für biologisch erzeugte Produkte, die den Anforderungen der EG-Öko-Verordnung gerecht werden. Dieses Zeichen wird teilweise zusammen mit anderen Kennzeichnungen verwendet, beispielsweise von Handelsmarken oder Anbauverbänden. www.bio-siegel.de

EU-Lbel Ökologischer Landbau (ökologisch / sozial)
Das EU-Label Ökologischer Landbau kennzeichnet ebenfalls Lebensmittel, die nach den Anforderungen der EG-Öko-Verordnung angebaut wurden. Es trägt eine der Aufschriften »Ökologischer Landbau« oder »Biologische Landwirtschaft«. Diese Kennzeichnung ist – im Gegensatz zur Kontrollnummer – freiwillig.
http://ec.europa.eu/agriculture/organic/consumer-confidence/logo-labelling_de

Labels der Anbauverbände

Bioland – Lebensmittel aus ökologischem Landbau (ökologisch / sozial)
Neben strengen Verbandsrichtlinien für den Pflanzenbau und die Tierhaltung ist auch die Weiterverarbeitung der Rohstoffe geregelt. www.bioland.de

Demeter – Lebensmittel aus ökologischem Landbau (ökologisch / sozial)
Die Verband fördert die biologisch-dynamische Wirtschaftsweise, die auf Impluse von Rudolf Steiner zurückgeht. Strenge Richtlinien regeln die Erzeugung und die Verarbeitung von Lebensmitteln. www.demeter.de

Naturland – Lebensmittel aus ökologischem Landbau, inklusive Fische aus Aquakulturen (ökologisch / sozial)
Die Verbandsrichtlinien schließen die soziale Verantwortung ein, der Verband unterstützt international vor allem Kleinbauernfamilien und fördert ökologischen Anbau weltweit. www.naturland.de

Box 56

Bio-Kakao aus Sierra Leone[16]

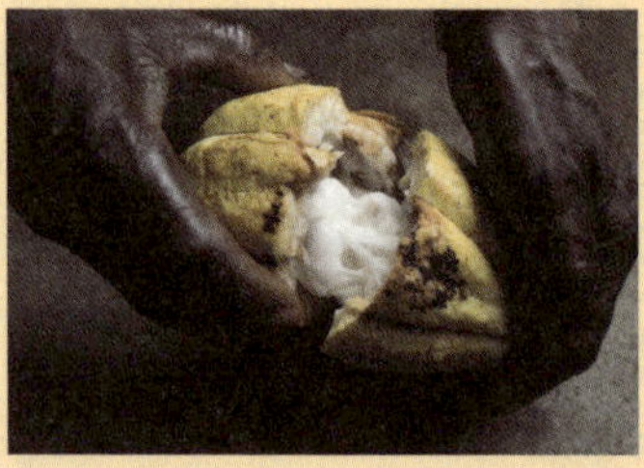

Kakaobohnen werden aus der Schale gelöst. Die von weißem Fruchtfleisch umhüllten Bohnen werden in einem mit Bananenblättern ausgelegten Korb fermentiert. Danach hat sich das Fruchtfleisch aufgelöst.
Quelle: Desmarowitz/Welthungerhilfe

Kakao zählt zu den wichtigsten Exportgütern im westafrikanischen Sierra Leone. Während des Bürgerkriegs 1992 bis 2002 hatten jedoch viele Farmer ihre Dörfer verlassen müssen und das Land lag brach. Der Neueinstieg in den Kakao- und Kaffeeanbau nach Kriegsende hatte kaum Erfolg. Dabei hat vor allem Kakao ein vielversprechendes Potenzial: Die Weltmarktpreise steigen und die Märkte für fair gehandelten Bio-Kakao wachsen stetig. Ein wichtiger Grund für das Scheitern in Sierra Leone lag darin, dass die Kleinbauern nicht auf Qualität achteten und sie auch nicht für den Markt klassifizierten.

Nun wird dort erstmals Bio-Kakao geerntet – und zu guten Preisen nach Europa verkauft. Die Welthungerhilfe unterstützt Kleinbauern in den Distrikten Bo und Kenema dabei, qualitativ höherwertigen Kakao herzustellen – und sich damit eine wichtige Einnahmequelle zu erschließen. 3 000 Kleinbauern arbeiten nun nach den Prinzipien der Fairtrade- und Biozertifizierung. Gefördert wird außerdem die Entstehung von Selbsthilfegruppen, Vereinigungen und Kooperativen, die Kosten senken sollen und den Anschluss an Märkte ermöglichen. Insbesondere Frauen und Jugendliche sollen erreicht werden. Unterstützung erhalten die Projektmitarbeiter durch die holländische Stiftung Agro Eco.

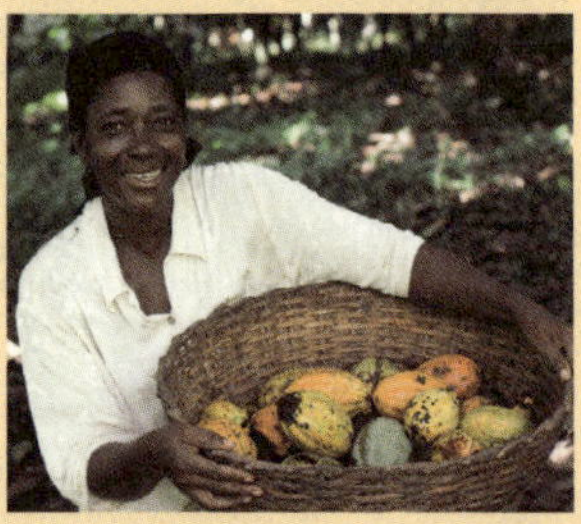

Die Bäuerin Kumba Kanda bei der Kakaoernte in der Eastern Province, Distrikt Kono in Sierra Leone. *Quelle:* Desmarowitz/Welthungerhilfe

Das Projekt greift, wie Kumba Kanda, eine der Kakaoproduzentinnen, eindrucksvoll bestätigt: »Früher sind die Händler in unser Dorf gekommen und haben uns ein paar Säcke Reis für den Kakao gegeben«, erzählt Kumba Kanda und wischt sich den Schweiß von der Stirn. »Jetzt kauft ihn die Kooperative, und wir werden gut bezahlt.«

EU-Öko-Verordnung, die Mindestvoraussetzungen für den Anbau von Bioprodukten vorgibt, oder den Richtlinien verschiedener Anbauverbände, wie zum Beispiel Bioland, Demeter oder Naturland, die oft strenger sind als die EU-Öko-Verordnung. Im Laden sind Bio-Lebensmittel an verschiedenen Siegeln erkennbar (siehe Box 55).

Auch in vielen Ländern Afrikas, Asiens und Lateinamerikas steht die Produktion von Öko-Lebensmitteln – aus ökologischen, ökonomischen und sozialen Gesichtspunkten – immer stärker im Vordergrund (siehe Box 56).

Auf Fairen Handel Wert legen

Fairen Handel (siehe Box 57) gibt es bisher mit Kaffee, Tee, Gewürzen, Honig, Schokolade, Orangensaft, Bananen, Rosen, Reis, Kunsthandwerk oder Baumwoll-Textilien.

> »1992 trafen wir uns noch im Schatten eines Baumes, um zu besprechen, wie wir uns gegen die Coyotes (Zwischenhändler) wehren können. Heute haben wir ein Lagerhaus und treffen uns zu einem Kaffee in einer kleinen Küche. Dass wir so weit gekommen sind, das haben wir dem Fairen Handel und den Konsumenten, die unseren Kaffee kaufen, zu verdanken.«
>
> *Don Andrés, Kaffeebauer aus Mexiko*

Der Faire Handel wirkt – sowohl in den Ländern des Südens als auch im Norden. Es sind insbesondere die Frauen, die davon profitieren (siehe Box 58). *Fair feels good* (Fair fühlt sich gut an) – dieser Slogan einer Informationskampagne zum Fairen Handel bringt es auf den Punkt.

Sich politisch engagieren

Die Macht der Kaufentscheidung zu nutzen ist eine Möglichkeit, Einfluss auf die Nahrungssicherung in der Welt zu nehmen. Sich in

Box 57

Fairer Handel in Stichworten[17]

Der Faire Handel

- ermöglicht benachteiligten Produzentenfamilien in Afrika, Asien und Lateinamerika eine Verbesserung ihrer Lebens- und Arbeitsbedingungen;
- steht für partnerschaftliche und verlässliche Handelsbeziehungen;
- stellt die Menschen in den Mittelpunkt und fördert soziale Gerechtigkeit;
- setzt sich ein für den schonenden Umgang mit der Natur und den natürlichen Lebensgrundlagen;
- nimmt Stellung zu den wirtschaftspolitischen Rahmenbedingungen im internationalen Handel.

Der Faire Handel setzt sich gleichzeitig mit Informationen und Bildungsangeboten sowie Kampagnen- und Lobbyarbeit für mehr Gerechtigkeit im internationalen Handel ein.

Ein breites Sortiment fair gehandelter Produkte finden Sie in bundesweit über 800 Weltläden, den Fachgeschäften für Fairen Handel, welche die Keimzelle der Fairer-Handel-Bewegung sind. Fair gehandelte Produkte sind inzwischen auch bundesweit in über 30 000 Supermärkten sowie in zahlreichen Bio- und Naturkostläden erhältlich. Sie sind am Fairtrade-Siegel und anderen Labels des Fairen Handels zu erkennen.

der Komfortzone des guten Konsumgewissens einzurichten, reicht aber noch nicht. Erst wenn aus diesem bewussten Kauf- und Konsumverhalten auch politisches Engagement entsteht, können Strukturen und Systeme aufgebrochen werden. »Global denken – lokal handeln« – das Motto des Erdgipfels in Rio de Janeiro 1992 kann jeder Einzelne auch in seiner Stadt, Kommune oder Gemeinde um-

Box 58

Auswirkungen von Fairtrade auf die Rechte von Frauen[18]

»Die Gleichberechtigung von Frauen und Männern ist fest in den Fairtrade-Grundsätzen verankert. Die Frauen, die in vielen Produktionsländern traditionell dem Mann untergeordnet sind, profitieren davon. Das Verbot der Diskriminierung ermöglicht einer großen Anzahl von ihnen, zu gleichen Bedingungen zu arbeiten. Die Frauen können so auch zum Familieneinkommen beitragen.

Mitunter schreiben die Fairtrade-Regeln vor, dass Löhne direkt an die Frauen ausgezahlt werden – dort, wo es sonst üblich ist, dass der Mann ihn kassiert. Vertraglich geregelter Mutterschutz für Arbeiterinnen, Gesundheits- und Rechtsberatung, Weiterbildungskurse speziell für Frauen sowie aktive Fördermaßnahmen zum Erwerb von Führungsqualitäten sind weitere Vorteile für die beteiligten Frauen.

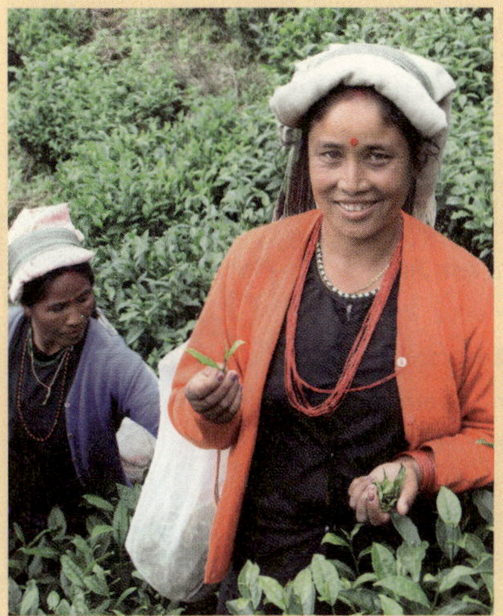

Quelle: www.faire-woche.de/der-faire-handel

»Für meine Tochter wünsche ich mir, dass sie nach Abschluss der Highschool zur weiterführenden Schule gehen kann. Durch die Stipendien aus den Mehrpreisen des Fairen Handels hat sie gute Chancen dazu.«

Bishnu Chhetri, Teepflückerin aus Darjeeling, Indien

setzen. Zum Beispiel gibt es Fairtrade-Städte, die sich in oft neuen Allianzen zwischen öffentlichen und privaten Akteuren für Anliegen des Fairen Handels in öffentlichen Einrichtungen und im privaten Umfeld einsetzen – in Rathaus, Schulen, Kindergärten und Einrichtungen der Gemeinschaftsverpflegung.

Nach einer Gesetzesänderung auf EU-Ebene, die in nationales Recht umgesetzt wurde, ist ökofaire Beschaffung heute auch

Box 59

Coffee-Stop – ein Aktionsvorschlag[19]

Schenken Sie Kaffee aus …

… zu Hause, in der Fußgängerzone, bei der Arbeit, am Schuleingang, im Fußballclub, beim Chor … überall. Laden Sie Freunde, Familie, Nachbarn und Passanten ein, gegen eine freiwillige Spende an MISEREOR eine Tasse (oder auch mehrere Tassen) Kaffee zu trinken. Coffee-Stop bringt Menschen zusammen und informiert einfach und direkt über den weltweiten Kampf der Armen gegen Armut und Ungerechtigkeit.

Mit dem Coffee-Stop sammeln Sie Spenden für die Projekte von MISEREOR. Jeder Kaffeetrinker wirft eine freiwillige Spende in die Spendenbox und unterstützt so die Hilfe zur Selbsthilfe in Afrika, Asien, Ozeanien und Lateinamerika.

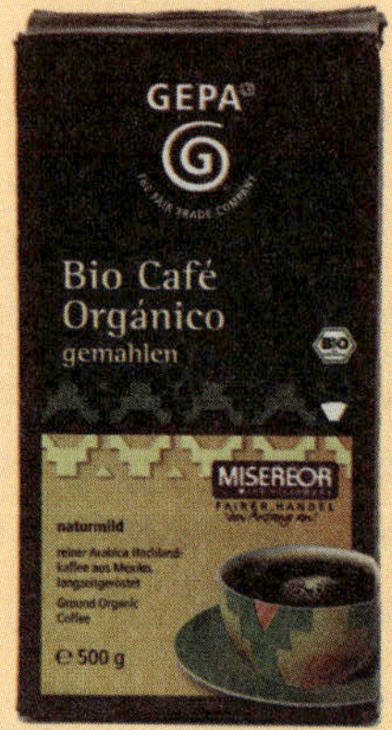

Sie entscheiden, wo Ihr Coffee-Stop stattfindet: bei Ihnen zu Hause, in der Kaffeepause am Arbeitsplatz oder in der Fußgängerzone, vor einem Supermarkt, am Bahnhof, vor Ihrer Kirche …

rechtlich möglich. Neben ökonomischen Aspekten sind jetzt auch die Beachtung sozialer und ökologischer Kriterien bei der Bewertung von Angeboten bei öffentlichen Ausschreibungen zugelassen.

Wird in Ihrem Rathaus schon fairer Kaffee getrunken? Kommen in der Schulkantine Ihres Kindes Produkte aus regionalem und Bioanbau auf den Tisch? Diskutieren Sie mit Ihren gewählten Vertretern in Kommunen, Kreis-, Land- und Bundestag, was Sie schon heute oder in Zukunft tun können, um das Recht auf Nahrung und mehr Nahrungs- und Ernährungssicherung weltweit zu verwirklichen.

Mitmenschen motivieren

Wir können vieles im Alltag tun: Kindern durch eigene Lebens- und Konsumgewohnheiten ein gutes Beispiel geben. Mit Nachbarn, Freunden und Kollegen diskutieren, was die Ernährung der Menschen in anderen Ländern mit dem, was in Deutschland auf den Teller kommt, zu tun hat. Deutlich machen, welche Auswirkungen Einkäufe in Deutschland auf die Menschen in Entwicklungsländern haben. Gemeinsam im persönlichen Netzwerk nach Informationen, Lösungen und Handlungsmöglichkeiten im täglichen Alltag suchen.

All das trägt zu mehr Lebensqualität bei, weltweit.

Gemeinsam aktiv zu werden, um täglich die Welt ein Stück weit zu verändern, ist der nächste Schritt. Ideen gibt es viele – beim nächsten Schul-, Straßen- und Vereinsfest fair gehandelten Kaffee ausschenken, den Kaffeelieferanten der Betriebskantine fragen, ob er nicht auch fair gehandelten Kaffee im Angebot hat oder in der jährlich im September stattfindenden bundesweiten fairen Woche einen Coffee-Stop (siehe Box 59) oder ein WeltFrühstück (siehe Box 60) organisieren.

Mitglied werden

Persönliches Engagement kann, wenn es in eine Gruppe eingebracht wird, seine Kraft vervielfachen. Jeder kann Mitglied werden bei Organisationen oder Aktionsgruppen, die sich weltweit oder in einzelnen Regionen und Ländern des Südens für das Recht auf Nahrung einsetzen – durch politische Lobbyarbeit, Hilfsaktionen oder Projekte. Solche Mitgliedsorganisationen sind zum Beispiel FIAN, INKOTA oder Städtepartnerschaftsgruppen der Welthungerhilfe. Auch die Verbraucherinitiative setzt sich für eine ganzheitliche, nachhaltige Ernährung und Fairen Handel in Deutschland ein – mit weltweitem Nutzen.

Box 60

WeltFrühstück in der Schule[20]

Die Idee: Veranstalten Sie ein kinderarbeitsfreies WeltFrühstück mit Produkten und Frühstücksrezepten aus den Ländern, aus denen Ihre Schüler kommen. Die Frühstücksprodukte stammen selbstverständlich aus Fairem Handel und regionalem Anbau.

Kinderarbeit steckt möglicherweise in einer Reihe von Produkten für ein europäisches Frühstück: Kakao, Schokolade, Orangensaft, Bananen, Kaffee und Tee. Produkte mit Siegeln aus Fairem Handel sind frei von Kinderarbeit.

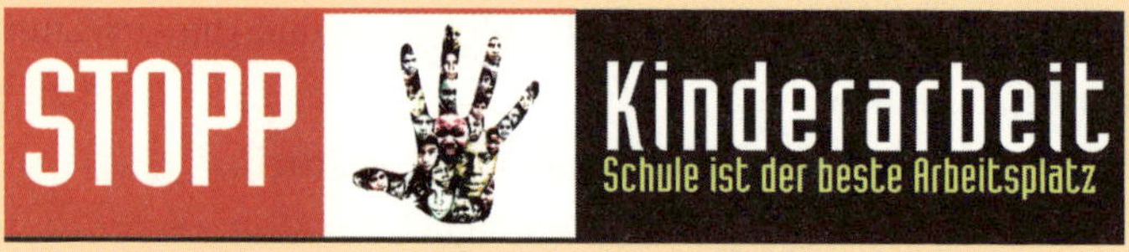

Sprechen Sie mit den Teilnehmern oder den Schülern Ihrer Klasse über ihre unterschiedlichen Frühstücksgewohnheiten und informieren Sie über das Thema Kinderarbeit. Fordern Sie sie auf, darüber zu reden und zu schreiben und Frühstücks-Aktionen ins Netz zu stellen, um Nachahmer zu gewinnen.

Den Erlös aus dem Frühstücksverkauf spenden Sie für Projekte gegen Hunger und Kinderarbeit in der Welt.

Eine Hand voll Menschen gründete im Jahr 1986 FIAN, das Food First Informations- und Aktions-Netzwerk, um für die Verwirklichung des Menschenrechts auf Nahrung zu kämpfen. Mittlerweile hat FIAN Mitglieder in über sechzig Ländern auf allen fünf Kontinenten. In 18 Ländern bestehen nationale Vertretungen. Weltweit unterstützt FIAN Menschen, deren Recht auf Nahrung verletzt wurde, und verteidigt ihre Rechte. Bei den Vereinten Nationen hat FIAN Beraterstatus. FIAN ist eine basisorientierte Mitgliederorganisation und unabhängig von politischen und konfessionellen Gruppen, Parteien, Regierungen und Ideologien.[21]

INKOTA (INformation, KOordination, TAgungen zu Themen des Nord-Süd-Konflikts und der Konziliaren Bewegung) unterstützt Basisorganisationen in Lateinamerika und Afrika, die sich in ihren Ländern für die Verwirklichung des Menschenrechts auf Nahrung einsetzen. INKOTA fördert Projekte der ländlichen Entwicklung, die Menschen eine neue Perspektive geben. Zum Beispiel im Landkreis San Dionisio in Nicaragua: Durch Umstellung auf ökologische Landwirtschaft mit einer diversifizierten Produktion für den Eigenbedarf wie auch lokale Märkte werden die Kleinbauern und ihre Familien unabhängig von Weltmarktpreisen, Agrochemie und Großhändlern. In Deutschland macht INKOTA mit Aktionen und Kampagnen politischen Druck für eine nachhaltige Agrar- und Handelspolitik der Bundesregierung, die zur Durchsetzung des Menschenrechts auf Nahrung beiträgt, statt sie zu behindern.[22]

Die nordrhein-westfälische Landeshauptstadt Düsseldorf war im Jahr 2008 bis Februar 2009 Partner der Welthungerhilfe. Unter dem Motto »Welthungerhilfe – Düsseldorf reicht die Hand« warb sie für die Arbeit der international tätigen Hilfsorganisation. Besonders aktiv waren die Düsseldorfer Schulen im gemeinsamen Projekt WeltFrühstück. Darin befassten sie sich mit unterschiedlichen Ernährungsgewohnheiten und mit Ursachen und Lösungen des Hungers in der Welt. Das Ende der offiziellen Städtepartnerschaft bedeutete aber keineswegs das Ende des großartigen Engagements der Düsseldorfer. Im Anschluss gründete sich der Freundeskreis der Welthungerhilfe – darunter auch Lehrer, die sich seither mit vielfältigen Benefiz-, Spenden- und Bildungsaktionen für Menschen in Afrika einsetzen. Das Geld aus Düsseldorf kommt der Region um Kongoussi in Burkina Faso zugute – einem von 15 Millenniumsdörfern der Welthungerhilfe. In erster Linie werden davon Schulen und Brunnen gebaut sowie Ackerland erschlossen.[23]

Die VERBRAUCHER INITIATIVE e.V. ist der 1985 gegründete Bundesverband kritischer Verbraucherinnen und Verbraucher. Schwerpunkt der vielfältigen Arbeit ist der ökologische, gesundheitliche und soziale Verbraucherschutz. Als Lobby-Organisation für kritische Verbraucherinnen und Verbraucher tritt die Verbraucher-

Box 61

»Geprüfte und empfohlene Spendenqualität« – Das Spendensiegel des DZI[25]

Das DZI-Spenden-Siegel kann von gemeinnützigen Organisationen, die sich durch überregionale Spendensammlungen finanzieren, sowie für regelmäßig durchgeführte zielgerichtete Sammlungen beantragt werden. Das Deutsche Zentralinstitut für soziale Fragen prüft Anträge, indem es die Spendensammelpraxis der vergangenen Jahre untersucht. Die Organisation gibt gegenüber dem DZI eine Selbstverpflichtung ab. Das Spenden-Siegel muss jährlich neu beantragt werden.

Die Kriterien für die Zuerkennung des Spenden-Siegels sind in Kooperation mit betroffenen Spitzenverbänden und Fachgremien auf wissenschaftlicher Basis entwickelt worden. Sie unterliegen fortlaufend einer systematischen Überarbeitung. Die Prüfkriterien sind:

- wahre, eindeutige und sachliche Werbung in Wort und Bild;
- nachprüfbare, sparsame und satzungsgemäße Verwendung der Mittel unter Beachtung der einschlägigen steuerrechtlichen Vorschriften;
- eindeutige und nachvollziehbare Rechnungslegung;
- Prüfung der Jahresrechnung und entsprechende Vorlage beim DZI;
- interne Überwachung des Leitungsgremiums durch ein unabhängiges Aufsichtsorgan;
- Prämien, Provisionen oder Erfolgsbeteiligungen für die Vermittlung von Spenden nur unter strengen Auflagen.

initiative ein für eine ökologisch und sozial verträgliche Produktion von Waren. Dabei setzt sie auf Informationen über Hintergründe der Produktion und der Märkte, denn nur informierte Verbraucher können ihre Macht am Markt entfalten. Schon rund 7 000 Einzelmitglieder, aber auch 176 Organisationen und zahlreiche Spender, unterstützen die Arbeit der Verbraucherinitiative.[25]

Spenden und Spenden sammeln

Alle Nichtregierungsorganisationen und Aktionsgruppen sind auf finanzielle Unterstützung angewiesen, damit sie hier in Deutschland und in den von Hunger und Unterernährung betroffenen Ländern Afrikas, Asiens und Lateinamerikas aktiv werden können. Viele Organisationen bekommen für konkrete Aktivitäten und Projekte zur Hungerbekämpfung auch öffentliche Gelder. Damit sie unabhängig, schnell und flexibel reagieren können, sind sie jedoch immer auch auf Spenden angewiesen.

In den Hunger-Ländern selbst unterstützen viele Organisationen die unterernährten Menschen und arbeiten mit Interessenvertretungen von Betroffenen und lokalen Partnerorganisationen zusammen. Oft sind dazu auch politischer und zivilgesellschaftlicher Druck und Unterstützung von anderer Stelle notwendig. Große und kleine Spenden sind für solche Projekt- und Lobbyarbeit gut angelegt – sie fördern mehr Nahrungs- und Ernährungssicherheit in der Welt.

Das Spenden-Siegel des Deutschen Instituts für soziale Fragen (DZI, siehe Box 61) gibt Orientierung, welche Organisationen Mindeststandards bei der Einwerbung und Verwendung von Spenden einhalten.

Kapitel 13
Ausblick

»Wenn viele kleine Menschen an vielen Orten
viele kleine Dinge tun, wird sich die Welt verändern.«

Afrikanisches Sprichwort

In den vergangenen Jahren hat sich das Welternährungsproblem dramatisch verschärft. Gleichzeitig gab es und gibt es weiterhin fundamentale Veränderungen in den Rahmenbedingungen und ein enormes Wachstum an Wissen über die weltweiten Zusammenhänge im Bereich Nahrungs- und Ernährungssicherheit. Das hat neue Paradigmen gesetzt.

Die Landwirtschaft muss gezielt und primär der Nahrungsmittelproduktion (und nicht der Rohstoffproduktion) dienen. Deshalb ist die kleinbäuerliche Produktion der Schlüssel für mehr Ernährungssicherheit der heute von Hunger und Unterernährung betroffenen Menschen. Die Förderung der Landwirtschaft und ländlichen Entwicklung reicht jedoch nicht aus, um Ernährungssicherheit zu schaffen.

Deshalb müssen Innovationen in der Landwirtschaft gezielt durch Maßnahmen in anderen Sektoren, insbesondere Gesundheit, Bildung, Trinkwasserversorgung, Sanitäranlagen und Wirtschaft, ergänzt werden, damit aus Nahrungssicherheit auch Ernährungssicherheit werden kann. Soziale Sicherungssysteme müssen in Krisenzeiten ein schützendes Netz bilden und auch diejenigen stützen, die sich aus verschiedensten Gründen nicht selbst helfen können.

Die Integration von Ernährungsgesichtspunkten in nationale Politik, Strategien und Regierungsprogramme muss der erste Schritt sein, um substanzielle und nachhaltige Veränderungen zu erreichen.

Nationale Bemühungen müssen jedoch durch globale Anstrengungen ergänzt werden. Nur so können auch Politikfelder, die über einzelstaatliche Kompetenzen hinausgehen, und weltweite strukturelle Hindernisse bearbeitet werden. Lokal und national, regional und international müssen die verschiedenen Akteure »an einen Tisch« gebracht werden, um einen gemeinsamen Dialog- und Aktionsprozess zu gestalten.

Zwar wurden bis heute eine Reihe von Initiativen angestoßen und zusätzliche Ressourcen mobilisiert. Doch die Skepsis bleibt, ob die bisherigen Aktionen und die Energie für Veränderungen ausreichen und akute Krisen überdauern können. Denn die eigentliche Arbeit im Bemühen um nachhaltige Nahrungs- und Ernährungssicherung beginnt erst danach.

Die Ziele sind mit der Millenniumserklärung und den MDGs formuliert. Sie umzusetzen erfordert es, schneller, häufiger, kreativer und ungewöhnlicher zu handeln als bisher. »*Business as usual*« reicht nicht mehr. Dies gilt insbesondere, wenn das bisher noch gar nicht formulierte Ziel, Hunger ganz zu beseitigen, erreicht werden soll.

Wenn viele kleine und große Menschen an vielen Orten viele kleine und große Dinge tun, wird die Welternährung sicherer und das Recht auf Nahrung verwirklicht werden. Es gibt schon lange keine Entschuldigung mehr, es nicht zu tun.

Glossar und Abkürzungsverzeichnis

AGRA Alliance for a Green Revolution in Africa
Allianz für eine Grüne Revolution in Afrika

AIDS Acquired Immunodeficiency Syndrome

Akute Unternährung (*Auszehrung, wasting*) Sie tritt bei akutem Nahrungsmangel und/oder akuter (Infektions-)Krankheit auf. Sie wird durch das Verhältnis des Körpergewichts zur Körpergröße bei Kleinkindern bestimmt.

Anfälligkeit Es gibt keine einheitliche Definition des Begriffs Anfälligkeit (Vulnerabilität). Im Kontext der Ernährungssicherung definiert die FAO Vulnerabilität als das Vorhandensein von Faktoren, die Menschen dem Risiko der Nahrungsunsicherheit oder Unterernährung aussetzen. Dazu gehören auch Faktoren, die die Fähigkeiten der Menschen zur Anpassung beeinträchtigen.

Anthropometrie Lehre der Ermittlung und Anwendung der Maße des menschlichen Körpers

Biodiversität Der Begriff »Biodiversität« – oder »biologische Vielfalt« – bezeichnet alles, was zur Vielfalt der belebten Natur beiträgt. Hierzu gehören nicht nur alle Tiere und Pflanzen bis hin zu Mikroorganismen, ihre Wechselbeziehungen untereinander, die Lebensräume der Organismen sowie deren Ökosysteme, sondern auch Unterarten und regionale Varietäten, die sogenannte genetische Vielfalt.

BMELV Bundesministerium für Ernährung, Landwirtschaft und Verbraucherschutz

BMF Bundesministerium der Finanzen

BMI Body Mass Index. Der BMI errechnet sich aus dem Körpergewicht (in kg) im Verhältnis zur Körpergröße zum Quadrat (m^2).

BMZ Bundesministerium für wirtschaftliche Zusammenarbeit und Entwicklung

BUKO Bundeskoordination Internationalismus

BVE Bundesvereinigung der Deutschen Ernährungsindustrie

CAADP Comprehensive Africa Agriculture Development Programme
Umfassendes Entwicklungsprogramm für die Landwirtschaft in Afrika

CEDAC Centre d'Etude et de Developpement Agricole Cambodgien
Landwirtschaftliches Studien- und Entwicklungszentrum von Kambodscha

CFA Comprehensive Framework of Action
Umfassender Aktionsrahmen

CFS Committee on World Food Security
Komitee für Welternährungssicherheit

CfW Cash-for-Work
Beschäftigungsprogramm der GTZ für ungelernte Arbeitskräfte in Afghanistan, das die Ernährungssituation stabilisieren und gleichzeitig Infrastrukturprojekte fördern soll.

CGIAR Consultative Group for International Agricultural Research
Konsultationsgruppe für Internationale Agrarforschung

Chronische Unterernährung (Wachstumsverzögerung, *stunting*) Sie ist Ergebnis von chronischem Nahrungsmangel und/oder chronischen bzw. wiederkehrenden (Infektions-)Krankheiten und anderen Entwicklungsproblemen und wird durch das Verhältnis von Körpergröße zum Alter des Kleinkindes bestimmt. *Stunting* wird auch als Armutsindikator verstanden.

CmiA Cotton made in Africa

Convenience-Produkte Oberbegriff für Fertigprodukte oder Fertiggerichte, wie Konserven, Tiefkühlkost, Komplettgerichte, Backmischungen, Instant-Produkte und Tütensuppen. Die Produkte sind verzehrfertig oder müssen je nach Verwendungszweck und Zustand zum Verzehr nur noch aufgetaut und erwärmt werden.

DALY Disability/disease-adjusted life year
»Behinderungsbereinigtes Lebensjahr«. Diese ist eine zeitgebundene Messgröße, die die Zahl der verlorenen Lebensjahre durch vorzeitigen Tod kombiniert mit dem Verlust an Lebenszeit durch Behinderung. Damit wird die allgemeine Krankheitsbelastung gemessen.

DFID Department for International Development
Behörde der britischen Regierung, die zuständig ist für die Durchführung der britischen Programme zur Entwicklungshilfe.

Doha-Entwicklungsrunde Aktuelle Verhandlungsrunde der Welthandelsorganisation (WTO), die im November 2001 in Doha, der Hauptstadt von Katar, begonnen und bisher kein Verhandlungsergebnis gebracht hat

DSW Deutsche Stiftung Weltbevölkerung

DZI Deutsches Institut für soziale Fragen

EED Evangelischer Entwicklungsdienst

Erdgipfel Siehe UNCED

Ernährungshilfen (*food assistance*) (Transfer-)Maßnahmen, die vulnerable, hungernde und unterernährte Menschen unterstützen, ihre Ernährung zu sichern, zum Beispiel Nahrung/Geld für Arbeit (food/cash for work), Ausgabe landwirtschaftlicher Betriebsmittel (Saatgut, Arbeitsgeräte), Ergänzungsnahrung und spezielle therapeutische Nahrungsmittel, Schulspeisungen. Bisher gibt es allerdings keine allgemein anerkannte Liste von Instrumenten, die unter diesen Begriff fallen.

Ernährungssicherheit (*nutrition security*) Ernährungssicherheit ist mehr als Nahrungssicherheit: Neben dem Zugang zu quantitativ und qualitativ angemessener Nahrung umfasst der Begriff Ernährungssicherheit auch den Zugang zu ausreichender Gesundheitsversorgung und soziale Fürsorge einschließlich einer gesunden Umwelt, sicherem Trinkwasser und sanitären Einrichtungen.

Ernährungssicherung Der Weg oder Prozess in Richtung Ernährungssicherheit

Ernährungssouveränität (*food souvereignity*) Ernährungssouveränität wird als das Recht der Menschen und souveränen Staaten definiert, auf demokratische Weise ihre eigenen Agrar- und Ernährungspolitiken zu bestimmen.

EU Europäische Union

FAFS Framework for African Food Security
Politkrahmen für Nahrungs- und Ernährungssicherung in Afrika (als Säule III Teil des CAADP)

FAO Food and Agriculture Organization of the United Nations
Ernährungs- und Landwirtschaftorganisation der Vereinten Nationen

FIAN Food First Information and Action Network
Menschenrechtsorganisation für das Recht sich zu ernähren

FIVIMS Food insecurity and vulnerability information and mapping system
Informations- und Kartierungssystem zu Nahrungsunsicherheit und Vulnerabilität

Fragile Staaten International gibt es keine einheitliche Definition fragiler Staatlichkeit. Es handelt sich um Länder, in denen die staatlichen Institutionen sehr schwach oder von Zerfall bedroht sind. Die Bevölkerung leidet unter großer Armut, Gewalt und politischer Willkür. Besonders betroffen sind Frauen, Kinder und ethnische oder religiöse Minderheiten.

Freihandelsabkommen Abkommen zur Beseitigung von Zöllen und nichttarifären Handelshemmnissen.

GAP Gemeinsame Agrarpolitik (der EU)

GATT General Agreement on Tariffs and Trade
Allgemeines Zoll- und Handelsabkommen

GDPRD Global Donor Platform for Rural Development
Globale Plattform der Geberländer zur Unterstützung der Ländlichen Entwicklung

GEPA The Fair Trade Company
Gesellschaft zur Förderung der Partnerschaft mit der Dritten Welt mbH

Geringes Geburtsgewicht (*low birth weight*) Es liegt vor, wenn ein Neugeborenes mit einem Gewicht unter 2 500 Gramm zur Welt kommt. Dies kann Folge einer Unterversorgung im Mutterleib sein und weist auf Unterernährung und/oder Gesundheitsprobleme der Mutter hin.

Gescheiterte Staaten In Anlehnung an den Begriff »fragile Staaten« sind gescheiterte Staaten Länder, in denen die staatlichen Institutionen zusammengebrochen sind. Der Staat hat die Kontrolle über Teile seines Territoriums verloren und kann grundlegende Aufgaben gegenüber der Bevölkerung nicht mehr gewährleisten.

GIGA German Institute of Global and Area Studies
Leibnitz-Institut für Globale und Regionale Studien

GLS Treuhand Zukunftsstiftung Landwirtschaft Stiftung der GLS Bank, Mitherausgeber der deutschen Zusammenfassung des »Weltagrarberichts« (IAASTD)

GTZ Deutsche Gesellschaft für Technische Zusammenarbeit

HIV Human Immunodeficiency Virus
Das Humane Immundefizienz-Virus, auch bezeichnet als Menschliches Immunschwäche-Virus

HLTF High Level Task Force on the Global Food Crisis
Hochrangige Arbeitsgruppe zur Globalen Nahrungskrise

IAASTD International Assessment of Agricultural Knowledge, Science and Technology for Development. Im Deutschen als »Weltagrarbericht« bezeichnet

IDA International Development Association
Internationale Entwicklungsorganisation, Teil der Weltbankgruppe

IFAD International Fund for Agricultural Development
Internationaler Fonds für landwirtschaftliche Entwicklung

IFPRI International Food Policy Research Institute
Internationales Forschungsinstitut für Ernährungspolitik

IIED International Institute for Environment and Development

ILO International Labour Organization
Internationale Arbeitsorganisation

INKOTA INformation, KOordination, TAgungen zu Themen des Nord-Süd-Konflikts und der Konziliaren Bewegung

IPCC Intergovernmental Panel on Climate Change
Zwischenstaatlicher Ausschuss für Klimaänderungen (»Weltklimarat«)

ITDG Intermediate Technology Development Group
(seit 2005 mit neuem Namen: Practical Action)

kcal Kilokalorien

Klimawandel Veränderung des Klimas, die – sei es durch natürliche Variabilität oder als Ergebnis menschlicher Aktivität – für Dekaden oder länger bestehen bleibt. Identifiziert wird er durch eine Veränderung des Mittelwerts oder bestimmter Variablen.

Konsistenz- und Kohärenzprüfung Prüfung von Maßnahmen innerhalb eines Politikbereiches (zum Beispiel der Agrarpolitik) und verschiedener Politikbereiche (zum Beispiel Agrarpolitik und Entwicklungspolitik), um sicherzustellen, dass sich deren jeweilige Ziele und Instrumente gegenseitig unterstützen und nicht widersprechen.

LDCs Least Developed Countries
Am wenigsten entwickelte Länder; dieser Begriff wurde 1971 von den Vereinten Nationen eingeführt. Die LDC erhalten in der Zusammenarbeit mit den Vereinten Nationen und bei vielen Gebern bei der Kreditvergabe wesentlich günstigere Bedingungen als die übrigen Entwicklungsländer. Kriterien zur Einstufung in diese Ländergruppe sind das Bruttoinlandsprodukt pro Kopf, zwei verschiedene Entwicklungsindices und die Einwohnerzahl. Im Jahr 2005 waren 50 Länder als LDC eingestuft

Lebensmittelsicherheit (*food safety*) Darunter wird die hygienische, mikrobiologische und den Schadstoffgehalt betreffende Unbedenklichkeit von Lebensmitteln für den menschlichen Verzehr verstanden.

LRRD Linking Relief, Rehabilitation and Development: Nothilfe, Übergangshilfe und Entwicklungszusammenarbeit miteinander verbinden

MDG(s) Millennium Development Goal(s)
Millenniumsentwicklungsziel(e)

MSC Marine Stewardship Council

MSF Médecins sans Frontières
Ärzte ohne Grenzen

Nahrungssicherung Der Weg oder Prozess in Richtung Nahrungssicherheit

Nahrungssicherheit (*food security*) Nahrungssicherheit ist nach FAO-Definition ein Zustand, in dem alle Menschen zu jeder Zeit Zugang zu sicheren und nahrhaften Lebensmitteln haben, um ein gesundes und aktives Leben zu führen.

NEPAD The New Partnership for Africa's Development
Neue Partnerschaft für Afrikas Entwicklung

Neonatal Direkt und bis zu vier Wochen nach der Geburt

NRO(s) Nichtregierungsorganisation(en)

ODA Official Development Assistance
Öffentliche Entwicklungszusammenarbeit
Der Entwicklungsausschuss der OECD definiert ODA als Leistungen, die:
1. ein Zuschusselement von mindestens 25 Prozent beinhalten,
2. von öffentlichen Stellen und
3. mit dem Hauptziel der Förderung der wirtschaftlichen und sozialen Entwicklung von Entwicklungsländern an Entwicklungsländer beziehungs-

weise Staatsangehörige von Entwicklungsländern oder an internationale Organisationen zugunsten von Entwicklungsländern vergeben werden.

OECD Organization for Economic Cooperation and Development
Organisation für wirtschaftliche Zusammenarbeit und Entwicklung

PASOC Programme d'Appui à la Structuration de la Société Civile au Cameroun
Programme zur Unterstützung der Strukturierung der Zivilgesellschaft in Kamerun

PET Polyethylenterephthalat (Kunststoff)

Perzentile Streuungsmaß in der beschreibenden Statistik, das angibt, wieviel Prozent aller Beobachtungen unterhalb eines bestimmten Werts liegen. Das bekannteste Perzentil, das die untere Hälfte aller Werte von der oberen trennt, ist das 50 % Perzentil, der sogenannte »Median«. Weitere häufig verwendete Werte sind das 25 und 75 % Perzentil, die das untere und das obere Viertel der Verteilung abschneiden.

PPP Public Private Partnership

Social Business Social Business ist ein wirtschaftliches Konzept, das oft auf den Friedensnobelpreisträger Muhammad Yunus zurückgeführt wird. In dem Bereich tätige Unternehmer wollen soziale und ökologische gesellschaftliche Probleme lösen.

Übergewicht (*overweight*) und Adipositas (*obesity*) Diese liegen vor, wenn die Ernährungsindikatoren bei Kleinkindern (gemessen an Körpergewicht/Körpergröße) sowie bei Erwachsenen (gemessen am BMI) über festgelegten Grenzwerten liegen.

UN United Nations
Vereinte Nationen

UN SCN United Nations Standing Committee on Nutrition
Ernährungskomitee der Vereinten Nationen

UNCED United Nations Conference on Environment and Development
Konferenz der Vereinten Nationen über Umwelt und Entwicklung (Rio de Janeiro, 1992)

UNCTAD United Nations Conference on Trade and Development
Welthandels- und Entwicklungskonferenz der Vereinten Nationen

UNDP United Nations Development Programme
Entwicklungsprogramm der Vereinten Nationen

UNICEF Untied Nations Children's Fund
Kinderhilfswerk der Vereinten Nationen

Unterernährung bei Erwachsenen Diese liegt vor, wenn der Body Mass Index (BMI) unter den Wert von 18,5 fällt. Der BMI errechnet sich aus dem Körpergewicht (in kg) im Verhältnis zur Körpergröße zum Quadrat (m^2).

Untergewicht (*underweight*) Es ist Folge akuter oder auch chronischer Unterernährung und wird durch ein zu geringes Körpergewicht im Verhältnis zum Alter angezeigt.

USA United States of America
Vereinigte Staaten von Amerika

VENRO Verband Entwicklungspolitik Deutscher Nichtregierungsorganisationen

Vulnerabilität Siehe Anfälligkeit

WEED World Economy, Ecology & Development
Weltwirtschaft, Ökologie & Entwicklung

WEP Welternährungsprogramm

WHI Welthungerindex

WHO World Health Organization
Weltgesundheitsorganisation

WTO World Trade Organization
Welthandelsorganisation

WWF World Wide Fund for Nature

Verzeichnisse

Abbildungen

Tabellen

Boxen

Anmerkungen

Die vielen Gesichter der Fehlernährung

1. FAO (2010): *The State of Food Insecurity in the World. Addressing Food Insecurity in Protracted Crises.* Rom 2010, S. 9
2. Ebenda, S. 9
3. UN (2010): *The Millennium Development Goals.* Report 2010. New York 2010, S. 12
4. FAO (2010)
5. FAO (2009a): *The State of Food Insecurity in the World. Economic Crises – Impacts and Lessons Learned.* Rom 2009, S. 24
6. FIVIMS (2002): *Measurement and Assessment of Food Deprivation and Undernutrition.* Rom Juni 2002; FAO (2009a), S. 8; DFID (2009): *The Neglected Crisis of Undernutrition: Evidence for Action.* London 2009, S. 1f
7. FAO (1999): *The State of Food Insecurity in the World.* Rom 1999, S. 15
8. UNICEF (2009): *Tracking Progress on Child and Maternal Nutrition. A Survival and Development Priority.* New York, November 2009
9. FIVIMS (2002)
10. UNICEF (2009)
11. UN SCN und IFPRI (2000): *Nutrition Throughout the Life Cycle. 4th Report on The World Nutrition Situation.* Genf, Januar 2000, S. 1
12. UN (2010), S. 13
13. UNICEF (2009); WHO (1995): *Physical Status: The Use and Interpretation of Anthropometry.* Genf 1995
14. UNICEF (2009), S. 20
15. Ebenda, S. 16
16. UNICEF (2009)
17. UNICEF (2009), S. 10
18. WHO (1995)

19. UNICEF (2009); www.who.int (Zugang: August 2010)
20. UNICEF (2009), S. 21
21. Caballero, B. und Popkin, B. M. (2002): *The Nutrition Transition. Diet and Disease in the Developing World.* Rom 2002; UNICEF (2009)
22. Hellmerichs, S. (2010): *Produktions- und Konsummuster im Umweltcheck.* »Informationsbrief Weltwirtschaft & Entwicklung«, Juli 2010
23. WHO, in: Mason, R. und Shrimpton, S. (2009): *Regional Trends in Malnutrition: The Evolution of the Global Nutrition Situation.* Brüssel, November 2009
24. Gillespie, S. und Haddad, L. J. (2003): *The Double Burden of Malnutrition in Asia.* IFPRI, Washington, D.C. 2003
25. FAO (2009a), S. 8; DFID (2009), S. 1f
26. Welthungerhilfe, IFPRI, Concern (2010): *Welthunger-Index. Herausforderung Hunger: Die Chance der ersten 1 000 Tage.* Bonn, Washington, D.C., Dublin, Oktober 2010, S. 13
27. ABL, Germanwatch, BUKO (2007): *Ernährungssouveränität. Ansätze im Umgang mit dem Konzept in Deutschland.* Dokumentation eines Workshops, Berlin/Hamm, April 2007; Windfuhr, M. und Jonsén, J. (2005): *Food Sovereignty. Towards Democracy in Localized Food Systems.* FIAN und ITDG Publishing, Warwickshire 2005
28. GLS Treuhand Zukunftsstiftung Landwirtschaft und Stiftung Eine Welt, Eine Zukunft (2009) (Hrsg): *Wege aus der Hungerkrise. Die Erkenntnisse des Weltagrarberichtes und seine Vorschläge für eine Landwirtschaft von morgen,* Oktober 2009 (Deutsche Kurzfassung des Weltagrarberichts)
29. www.bmz.de/de/was_wir_machen/themen/ernaehrung/hunger/deutsches_engagement/index.html (Zugang: August 2010)
30. United Nations (2008): Offizielle Liste der Indikatoren für die Milleniums-Entwicklungsziele. New York 2008
31. Fan, S. (2010): *Halving Hunger: Meeting the First Millennium Development Goal through Business as Unusual.* IFPRI, Washington, Juni 2010, S. 2
32. Ebenda

Auswirkungen von Nahrungskrisen und Fehlernährung

1. FAO (2009a), S. 2
2. UNICEF (2009), S. 12
3. Ebenda, S. 13

4. Ebenda
5. www.who.int (Zugang: August 2010)
6. UNICEF (2009)
7. Weltbank (2006): *Repositioning Nutrition as Central to Development. A Strategy for Large-Scale Action.* Washington 2006; www.who.int (Zugang: August 2010)
8. UN SCN (2004): *The 5th Report on the World Nutrition Situation. Nutrition for Improved Development Outcomes.* Genf 2004, S. iii; FAO (2002): *The State of Food Insecurity in the World.* Rom 2002, S. 11
9. von Braun, J. (2009): *Threats to Security Related to Food, Agriculture and Natural Resources – What to Do?* Berlin, März 2009
10. von Braun (2009)
11. Ebenda, S. 5

Die Ursachen von Hunger und Unterernährung

1. Lancet (2008a): *Maternal and Child Undernutrition: Global and Regional Exposures and Health Consequences.* Januar 2008; Lancet (2008b): *The Challenge of Hunger.* Januar 2008; Lancet (2008c): *Maternal and Child Undernutrition: Effective Action at National Level.* January 2008; Lancet (2008d): *Tackling Global Food Insecurity.* February 2008; Lancet (2008e): *What works? Interventions for Maternal and Child Undernutrition and Survival.* Januar 2008
2. Verändert nach: BMZ (1997): *Sektorkonzept Ernährungssicherung und Nahrungsmittelhilfe als Instrument der Entwicklungszusammenarbeit*, BMZ aktuell No. 74. Bonn 1997, S. 46
3. UNICEF (1991): *Assessment, Analysis, Action to Improve Malnutrition.* New York 1991
4. Weltbank (2008): *Weltentwicklungsbericht 2008. Agrarwirtschaft für Entwicklung.* Washington, D.C. 2008, S. 94
5. FAO (2008a): *The State of Food and Agriculture. Biofuels: Prospects, Risks and Opportunities.* Rom 2008, S. 108
6. GLS Treuhand Zukunftsstiftung Landwirtschaft und Stiftung Eine Welt, Eine Zukunft (2009)
7. Ebenda
8. Ebenda, S. 3
9. Ebenda

10. FAO (2009a), S. 12
11. Schneider, R. (2008a): *Kampf gegen den Hunger wird auf dem Land entschieden. Ländliche Entwicklung ist Schlüssel für Ernährungssicherheit.* Welthungerhilfe, Oktober 2008
12. Rauch, T. (2009): *Entwicklungspolitik*. Frankfurt am Main 2009
13. FAO (2009b): *Post-Harvest Losses Aggravate Hunger. Improved Technology and Training Show Success in Reducing Losses.* Rom 2009; Post Harvest Losses Information System (ohne Jahr): *Estimated Post Harvest Losses* (%), 2003-2009
14. FAO (2008b): *Household Metal Silos. Key Allies in FAO's Fight Against Hunger*. Rom 2008
15. FAO (2009), S. 22
16. IFPRI (2008): *High Food Prices: The What, Who, and How of Proposed Policy Actions.* Washington, D.C. Mai 2008
17. von Braun, J. (2008a): *High and Rising Food Prices. Why Are They Rising, Who Is Affected, How Are They Affected, And What Should Be Done?* IFPRI, Washington, D.C. 2008, S. 1; www.fao.org (Zugang: August 2010)
18. Smith, L. C. et al. (2003): *The Importance of Women's Status for Child Nutrition in Developing Countries.* Research Report 131, IFPRI, Washington, D.C.
19. DFID (2009), S. 23
20. Weltbank (2006), S. 9
21. Weltbank (2008): *The World Bank's Commitment to HIV/AIDS in Africa. Our Agenda for Action*. Washington, D.C. 2007-2011, S. 11
22. DFID (2009)
23. http://esa.un.org/unpd/wpp2008/Fig_7.htm (Zugang: August 2010)
24. EU, Population Reference Bureau und Deutsche Stiftung Weltbevölkerung (2010): *DSW-Datenreport 2010. Soziale und demographische Daten zur Weltbevölkerung*. 2010
25. UN (2009): *World Population Prospects. The 2008 Revision*. 2009; EU, Population Reference Bureau und Deutsche Stiftung Weltbevölkerung (2010)
26. EU, Population Reference Bureau und Deutsche Stiftung Weltbevölkerung (2010)
27. FAO (2009c): *How to Feed the World in 2050*. Rom 2009
28. Evans, A. (2009): *The Feeding of the Nine Billion. Global Food Security for the 21st Century*. Chatham House, London 2009
29. Brot für die Welt, Diakonie Katastrophenhilfe und Germanwatch e.V.

(2008): *Climate Change, Food Security and the Right to Adequate Food.* Diakonisches Werk der EKD e.V. (Hrsg.), Stuttgart, November 2008; FAO 2009c; Caesens E. und Padilla Rodríguez, M. (2009): *Climate Change and the Right to Food.* Publication Series on Ecology, Volume 8, Heinrich Böll Stiftung (Hrsg.), Berlin 2009; IPCC (2007): *Climate Change 2007: Synthesis Report.* November 2007; Parry, M., Evans, A., Rosegrant, M. W. und Wheeler, T. (2009): *Climate Change and Hunger. Responding to the Challenge.* Rom November 2009; von Braun, J. (2008b): *The Impact of Rising Food Prices and Climate Change on the Ultra poor*, in: »Rural 21«, No. 5 2008; Schneider, R. (2009): *Die Klimapolitik von heute entscheidet über den Hunger von morgen.* Brennpunkt Nr. 11 2009, Welthungerhilfe, Bonn, Dezember 2009

30. IPCC (2007), S. 30
31. Ebenda
32. Welthungerhilfe und IFPRI (2006): *Herausforderung Hunger.* Bonn, Oktober 2006, S. 21
33. Welthungerhilfe und IFPRI (2006), S. 40
34. Cohen, M. J. und Feldbrügge, T. (2000): *Akute Ernährungskrisen und gewaltsame Konflikte.* In: *Jahrbuch Welternährung.* Deutsche Welthungerhilfe, ZEF-Bonn und IFPRI (Hrsg.), Frankfurt am Main, April 2000
35. UN (2010), S. 15
36. Cohen und Feldbrügge (2000)
37. BMF (2010): Gemeinsame Agrarpolitik (GAP), www.bundesfinanzministerium.de/nn_25694/DE/Wirtschaft_und_Verwaltung/Europa/Gemeinsame_Agrarpolitik_GAP/ueberblick_gemeinsame_agrarpolitik,templateId=renderPrint.html, Stand: 14.06.2010 (Zugang: August 2010)
38. BMELV (2010): *Weiterentwicklung der Gemeinsamen Agrarpolitik (GAP) nach 2013.* Bonn, März 2010
39. Paasch, A. (2010): *Exportvorwand Hunger.* In: »Entwicklung und Zusammenarbeit«, Nr. 5, Mai 2010; Forum Umwelt und Entwicklung (2010): *Die Zeit ist reif für eine neue EU-Agrarpolitik: Fair, umweltgerecht und global verantwortlich!* Bonn, Juni 2010
40. UNCTAD (2008): *Addressing the Global Food Crisis: Key Trade, Investment and Commodity Policies in Ensuring Sustainable Food Security and Alleviating Poverty.* Rom, Juni 2008
41. BMF (2010)
42. von Braun, J. (2008c): *Rising Food Prices – What Should Be Done?* IFPRI, Washington, D.C., April 2008

43. Oudet, M. (2005): *Agrarsubventionen schaffen Armut. Das Beispiel der EU-Milch in Burkina Faso.* MISEREOR, Aachen 2005; Brot für die Welt und EED (ohne Jahr): *Milchdumping in Kamerun.* Diakonisches Werk der EKD e.V. (Hrsg.), Stuttgart
44. Forum Umwelt und Entwicklung (2010)
45. Brot für die Welt und EED (ohne Jahr); EED und WEED (2009): *»Protektionismus versus Freihandel«? – Die falsche Debatte!* Bonn und Berlin 2009
46. Burmann A. und Post, U. (2004): *Treibstoff für das Wachstum. Neue Studie: Regionaler Handel könnte Afrika helfen.* In: *Welternährung*, 2. Quartal 2004; Kopp, G. (2010): *»Africa Must Unite«.* In: *Entwicklung und Zusammenarbeit*, 2010/03
47. BMELV (2008): *Policies against Hunger VI. Bioenergy and Food Security.* Berlin, März 2008; Garbers, F. (2009): *Ländliche Entwicklung braucht Energie. Kleinbauern zwischen Energie, Armut und Agrartreibstoffboom.* Studie im Auftrag der Welthungerhilfe, Bonn, Mai 2009
48. OECD und FAO (2010): *Agricultural Outlook 2010-2019.* 2010; FAO (2008a)
49. GTZ (2009a): *Foreign Direct Investment (FDI) in Land in Developing Countries.* Eschborn, Dezember 2009
50. UNCTAD (2010): *Principles for Responsible Agricultural Investment that Respects Rights, Livelihoods and Resources.* April 2010
51. BMZ (2009): *Development Policy Stance on the Topic of Land Grabbing – the Purchase and Leasing of Large Areas of Land in Developing Countries.* Bonn, August 2009; von Braun, J. und Meinzen-Dick, R. (2009): *»Land Grabbing« by Foreign Investors in Developing Countries: Risks and Opportunities.* IFPRI, Washington, D.C., 2009; FAO (2009d): *Foreign Direct Investment – Win-Win or Land Grab?* Rom, 2009; Herre, R. (2010): *Landgrabbing. Moderne Landnahmen und das Recht auf Nahrung.* FIAN, Fact Sheet 2010/1, Mai 2010; GRAIN (2008): *Seized! The 2008 Land Grab for Food and Financial Security.* Oktober 2008; GTZ (2009a); IIED (2009): *›Land Grabs‹ in Africa: Can the Deals Work for Development?* September 2009; International Land Coalition (2008): *Land and Vulnerable People in a World of Change. An Appeal for Collective Action.* New York, Mai 2008; De Schutter, O. (2009): *Large-Scale Land Acquisitions and Leases: A Set of Core Principles and Measures to Address the Human Rights Challenge.* UN, New York, Juni 2009; UNCTAD (2010); von Oppeln, C. und Schneider, R. (2009): *Land Grabbing – Den Armen wird der Boden unter den Füßen weggezogen.* Welthungerhilfe, Brennpunkt Nr. 8 2009. Bonn, April 2009

52. Zit. n. GTZ (2009b): *Eschborn Dialogue 2009. Access to Land a Prerequisite to Food Security. Views and Results of the Discussion Forum Held in Eschborn, June 23rd 2009.* Eschborn, Dezember 2009
53. UNCTAD (2010)
54. von Oppeln und Schneider (2009)
55. BMZ (ohne Jahr): *Steigende Nahrungsmittelpreise und ihre entwicklungspolitischen Auswirkungen*; Robles, M., Torero, M. und von Braun, J. (2009): *When Speculation Matters.* IFPRI, Issue Brief, 57, Washington, D.C., Februar 2009; Brock, A. und Paasch, A. (2009): *Hungerkrise weltweit. Hat die internationale Staatengemeinschaft versagt?* FIAN Deutschland (Hrsg.), Köln, November 2009; Rudloff, B. (2009): *Volatile Agrarpreise. Das Stabilisierungspotential aktueller EU-Reformen*, Stiftung Wissenschaft und Politik (Hrsg.) Berlin, Oktober 2009; Schneider, R. (2008b): *Nahrungsmittelpreise – zwischen Hoffnung und Hunger.* Welthungerhilfe, Brennpunkt Nr. 1, Bonn, März 2008, UNCTAD (2008); Wahl, P. (2008): *Spekulation untergräbt Recht auf Nahrung*, www.weed-online.org/aktuell/presse/1834223.html (Zugang: November 2008); Weltbank (2008): *G8 Hokkaido-Toyako Summit. Double Jeopardy: Responding to High Food and Fuel Prices.* Juli 2008
56. UNCTAD (2008)
57. Robles, M., Torero, M. und von Braun, J. (2009)
58. VENRO (2010): Aktueller Newsletter, 2015 aktuell 08/2010
59. Fan (2010)
60. Weltbank (2006); UNICEF (2009); MSF (2009): *Malnutrition: How Much is Being Spent? An Analysis of Nutrition Funding Flows 2004-2007.* November 2009
61. Weltbank (2006)
62. Abbott, P. (2009): *Development Dimensions of High Food Prices.* OECD Food, Agriculture and Fisheries Working Papers, No. 18, OECD Publishing, Paris 2009
63. IFPRI (2010): *Leveraging Agriculture for Improving Nutrition and Health.* Washington, D.C. 2010

Hungerbekämpfung: eine Verpflichtung für alle

1. Resolution 217 A (III) der Generalversammlung vom 10. Dezember 1948, Allgemeine Erklärung der Menschenrechte, Art. 25

2. Schuller, D., Weiske und N., Engels, L. (2003): *Die konzeptionelle Ausrichtung der Entwicklungspolitik auf die Befriedigung von Grundbedürfnissen* (PowerPoint Präsentation), 2003; Rauch (2009)
3. BMZ (2010): *Deutsche Entwicklungspolitik auf einen Blick.* Bonn, August 2010; Benad, A. und Post, U. (2008): *Hilfe zur Selbsthilfe.* In: »Entwicklung und Zusammenarbeit«, 1/2008
4. Sphere Humanitarian Charter (2010): 7th Draft. 4th June 2010; Darcy, J. und Picard, M. (2010). *Editorial Notes to the 6th Draft of the Humanitarian Charter (27th April 2010)*
5. International Covenant on Economic, Social and cultural Rights, 1966, Art. 11
6. Welthungerhilfe und FIAN International (Hrsg.) (2009): *Mit dem »Recht auf Nahrung« zu mehr Nahrungs- und Ernährungssicherheit.* Bonn, November 2009, S. 3
7. FAO (2005): *Directives Volontaires à l'appui de la Concrétisation Progressive du Droit à une Alimentation Adéquate dans le Contexte de la Sécurité Alimentaire Nationale.* Rom 2005, S. 17
8. Welthungerhilfe und FIAN International (2009)
9. www.ohchr.org/EN/NewsEvents/Pages/DisplayNews.aspx?NewsID=8991&LangID=E (Zugang: August 2010)
10. FAO (2005)
11. *Right to Food Forum FAO 2008 – General conclusion B.* In: »Right to Food Newsletter No 5«. Rom, Februar 2009
12. DFID (2009)
13. Welthungerhilfe, IFPRI und Concern (2009): *Welthunger-Index. Herausforderung Hunger: Wie die Finanzkrise den Hunger verschärft und warum es auf die Frauen ankommt.* Bonn, Washington, D.C. und Dublin, Oktober 2009
14. DFID (2009), S. 49
15. Ebenda
16. www.un-kampgne.de (Zugang: August 2010); Schöninger, I. und Schneider, R. (2010): *Weltarmutsgipfel: Gemischte Bilanz der Millenniumsziele.* Welthungerhilfe, Brennpunkt, Nr. 14. Bonn, Juli 2010, S. 2
17. Badiane, O. (2010): *Progress Towards the MDG 1 Hunger Target – What Lessons?* IFPRI Präsentation, Washington, D.C. 2010, S. 3
18. Kofi Annan speech World Food Summit 2002, Rom, www.un.org/News/Press/docs/2002/sgt2330.doc.htm (Zugang: August 2010)
19. Schöninger und Schneider (2010)

Das Potenzial der kleinbäuerlichen Landwirtschaft

1. Weltbank (2008); GLS Treuhand Zukunftsstiftung Landwirtschaft und Stiftung Eine Welt, Eine Zukunft (2009)
2. GLS Treuhand Zukunftsstiftung Landwirtschaft und Stiftung Eine Welt, Eine Zukunft (2009), S. 10
3. GLS Treuhand Zukunftsstiftung Landwirtschaft und Stiftung Eine Welt, Eine Zukunft (2009)
4. Ebenda; Weltbank (2008); Schneider, R. (2008a)
5. Rauch (2009)
6. GLS Treuhand Zukunftsstiftung Landwirtschaft und Stiftung Eine Welt, Eine Zukunft (2009), S. 16
7. Schneider, R. (2008a)
8. Hein, W. (2008): *Weltentwicklungsbericht 2008: Ein neues Konzept für die Landwirtschaft im Süden?* GIGA Focus Nr. 1, Hamburg 2008
9. Weltbank (2008); GLS Treuhand Zukunftsstiftung Landwirtschaft und Stiftung Eine Welt, Eine Zukunft (2009)
10. Weltbank (2008), S. 96
11. Greenpeace und Brot für die Welt (2001): *Ernährung sichern. Nachhaltige Landwirtschaft – Eine Perspektive aus dem Süden.* Weltthemen 2, Frankfurt a.M. 2001
12. Weltbank (2008)
13. www.cdb.int (Zugang: August 2010)
14. GLS Treuhand Zukunftsstiftung Landwirtschaft und Stiftung Eine Welt, Eine Zukunft (2009)
15. Hoering, U. (2009): *How to Feed the World Tomorrow? Leitbilder einer zukünftigen Welternährung.* Welthungerhilfe, Brennpunkt Nr. 09/2009, Bonn 2009
16. GLS Treuhand Zukunftsstiftung Landwirtschaft und Stiftung eine Welt, Eine Zukunft (2009); Schneider, R. und Peters, H. (2010): *Gensaat ist keine Lösung.* »Welternährung«, 2. Quartal 2010. Bonn
17. Greenpeace und Brot für die Welt (2001), S. 23f
18. Shiva, V. (2004): *Geraubte Ernte. Biodiversität und Ernährungspolitik.* Zürich 2004
19. Ebenda
20. Welthungerhilfe und BVE (ohne Jahr): *Gemeinsam bewegen. Eine Partnerschaft zwischen der BVE und der Welthungerhilfe.* Flyer, Bonn
21. FAO (2007a): *Profitability and Sustainability of Urban and Peri-Urban Agriculture.* Rom 2007

22. GLS Treuhand Zukunftsstiftung Landwirtschaft und Stiftung Eine Welt, Eine Zukunft (2009), S. 37
23. www.faostat.fao.org (Zugang: August 2010)
24. Weltbank (2008), S. 87
25. Weltbank (2008)
26. Rauch (2006): *Zum Fortbestehen verurteilt. Kleinbauern der Länder des Südens im Globalisierungsprozess.* In: »Geographische Rundschau«, Heft 12/2006
27. Weltbank (2008); Rauch (2006)
28. Cervantes-Godoy, D. und Dewbre, J. (2010): *Economic Importance of Agriculture for Poverty Reduction.* OECD Food, Agriculture and Fisheries Working Papers No. 23, Paris 2010
29. Ebenda
30. Ebenda, S. 16
31. Ebenda, S. 91
32. Weltbank (2008), S. 85
33. Weltbank (2008)

Strukturpolitik als Motor des Wandels

1. Weltbank (2008)
2. FAO and GTZ (2005): *Right to Food – Putting it into Practice.* Rom, Dezember 2005, S. 1
3. www.ilo.org/global/socialprotection (Zugang: August 2010); Köhler, G. et al. (2009): *Social Protection in South Asia: A Review.* UNICEF Regional Office for South Asia. Kathmandu, Juli 2009, S. 5; EuropeAid (2010): *Social Transfers: An Effective Approach to Fight Food Insecurity and Extreme Poverty.* Concept Note, Brüssel 2010
4. Weltbank (2008)
5. EuropeAid (2010), S. 2
6. FAO (2005), Leitlinie 14
7. Fan (2010), S. 5
8. Fan (2010)
9. Köhler et al. (2009), S. 13
10. Davies (2009); DFID Social Transfers Evaluation Summary Report, Working Paper 31, DFID, London, Juli 2009, S. 11

11. Davies, M. (2009)
12. EuropeAid (2010), S. 7
13. GTZ (2009): *Cash for Work. A Contribution to the International Debate based on Lessons Learnt in Northern Afghanistan*. Eschborn, Oktober 2009
14. Smith, L. C. et al. (2003), S. 9
15. Smith, L. C. et al. (2003), UNICEF (1991)
16. Quisumbing, A. R. et al. (1995): *Women: the Key to Food Security*. IFPRI Food Policy Report, Washington, D.C., August 1995
17. UNICEF (2002): *Facts for Life*. Third Edition, New York 2002; WHO (2003): *Community-Based Strategies for Breastfeeding Promotion and Support in Developing Countries*, Genf 2003, S. 1
18. UNICEF (2002)
19. DFID (2009), S. 40
20. Weltbank (2009): *Scaling-Up Nutrition. What Will it Cost?* Washington, D.C. 2009; UNICEF (2004): *Versteckter Hunger. Erster weltweiter Bericht zu Auswirkungen von Vitamin- und Mineralstoffmängeln*. Köln 2004
21. Weltbank (2006), S. 12
22. DFID (2009); Welthungerhilfe, IFPRI, Concern (2010)
23. www.bpb.de/wissen/VKR6QY,0,0,Trinkwasser_und_Sanit%E4reinrichtungen.html (Zugang: August 2010)
24. Quisumbing et al. (1995); Welthungerhilfe, IFPRI, Concern (2009)
25. Smith, L. C. and Haddad, L. (2000): *Explaining Child Malnutrition in Developing Countries: A Cross-Country Analysis*. Washington, D.C., März 2000
26. GLS Treuhand Zukunftsstiftung Landwirtschaft und Stiftung Eine Welt, Eine Zukunft (2009), S. 8
27. Smith und Haddath (2000)
28. Ambler, J. et al. (2009): *Strengthening Women's Assets and Status: Programs Improving Poor Women's Lives*. IFPRI, Washington, D.C. 2009
29. www.welthungerhilfe.de/landrechte_frauen.html (Zugang: August 2010)
30. IFPRI (2005): *Women – Still the Key to Food and Nutrition Security*. Washington, D.C., 2005, S. 2-4
31. Ambler et al. (2009)

Paradigmenwechsel

1. GLS Treuhand Zukunftsstiftung Landwirtschaft und Stiftung Eine Welt, Eine Zukunft (2009)

Die Agenda für nationale Regierungen

1. OECD and GDPRD (2009): *Policy Dialogue on High Food Prices Outlook and Donor Mid-Term Responses.* Discussion summary, 12-13 Februar 2009, Paris, März 2009, S. 4
2. Plataforma Colombiana de Derechos Humanos, Democracia y Desarollo (2010): *Exportorientierung vor Ernährungssicherheit.* In: *FoodFirst*, Nr. 2/10; www.fian.de (Zugang: August 2010)
3. INKOTA (2009) Menschenrecht auf Nahrung. INKOTA-Infoblätter Globale Landwirtschaft, Berlin, Juni 2009; www.amnesty.de (Zugang: August 2010)
4. NEPAD (2009): CAADP Pillar III Framework for African Food Security (FAFA), Partnerships in support of CAADP, März 2009
5. www.caadp.net/index.php (Zugang: August 2010); NEPAD (ohne Jahr): CAADP Pillar III Implementation Guide for Country Round Tables
6. NEPAD (2009): CAADP Pillar III Framework for African Food Security (FAFA), Partnerships in support of CAADP, März 2009
7. NEPAD (ohne Jahr)
8. NEPAD (2009), S. 4
9. CAADP (2010): CAADP Roundtable Process. Summary of progress on CAADP roundtables and implementation, Januar 2010
10. FAO (2005), Leitlinie 15
11. Zusammenfassung des Blogs http://kristof.blogs.nytimes.com/2010/08/09/a-famine-looms-in-niger (Zugang: August 2010)
12. OECD und GDPRD (2010); Mousseau, F. (2010): *The High Food Price Challenge. A Review of Responses to Combat Hunger, a Publication of the Oakland Institute & the UK Hunger Alliance.* Oakland 2010
13. Spielman, D. J. and Pandya-Lorch, R. (2009): *Highlights from Millions Fed. Proven Successes in Agricultural Development.* IFPRI, Washington, D.C., Updated November 2009
14. Ebenda
15. Ebenda

16. Welthungerhilfe (Hrsg.) (ohne Jahr): *Hier beginnt die Welt von morgen. Kambodscha: Intensiver Reisanbau und Fischzucht sichern Ernährung.* Bonn

Die Agenda für die internationale Gemeinschaft

1. OECD und GDPRD (2009), S. 4; von Braun, J. and Islam, N. (2008): *Toward a New Global Governance System for Agriculture, Food, and Nutrition: What Are the Options?* In: IFPRI Forum, März 2008, S. 6
2. HLTF (2008): Comprehensive Framework for Action, New York, Juli 2008
3. Scaling up nutrition; www.un-foodsecurity.org (Zugang: August 2010)
4. Windfuhr, M. (ohne Jahr): *Viele Initiativen mit wenig Koordination. Die Welternährungskrise legt Defizite der internationalen Steuerung im Ernährungsbereich offen*: Stuttgart; von Braun und Islam (2008)
5. CFS (ohne Jahr): Committee on World Food Security (CFS) Information Note
6. G8 (2009a): »L'Aquila« Joint Statement on Global Food Security; G8 (2009b): »G8 Efforts towards Global Food Security«. G8 Experts Group on Global Food Security, 2009; von Braun, J. (2008d): G8 Leaders' Statement on Global Food Security. Comments, Juli 2008
7. OECD und GDPRD (2009)
8. Webber, C. M. und Labaste, P. (2010): *Building Competitiveness in Africa's Agriculture. A Guide to Value Chain Concepts and Applications. The World Bank*. Washington, D.C. 2010, S. 9
9. Welthungerhilfe (Projektinformation)
10. UNDP (2009): *Human Development Report 2009. Overcoming Barriers: Human Mobility and Development.* New York
11. www.agra.org (Zugang: August 2010)
12. EED u.a. (Hrsg.) (2008): *Die Enthüllung der Grünen Revolution für Afrika. Motive, Akteure und Kräftespiel.* Bonn, Juni 2008
13. Weltbank (2008)
14. GLS Treuhand Zukunftsstiftung Landwirtschaft und Stiftung Eine Welt, Eine Zukunft (2009), S. 11
15. Fachon, C. (ohne Jahr): *Tradition statt Wunder aus den Labors. Fastenopfer Luzern*; Blessin, S. (2009): *Angepasste Landwirtschaft in Zeiten des Klimawandels. Förderung der Agrobiodiversität als Strategie im Klimawandel am Beispiel der Philippinen. Eine Studie des Forums für Internationale Agrarpolitik FIA e.V. (BUKO Agrar Koordination)*. Hamburg, Dezember 2009

16. www.cgiar.org (Zugang: August 2010); GLS Treuhand Zukunftsstiftung Landwirtschaft und Stiftung Eine Welt, Eine Zukunft 2009

Aufgaben der Zivilgesellschaft

1. Mousseau (2010), S. 4
2. PASOC (2008): Programme d'Appui à la Structuration de la Société Civile au Cameroun. Devis programme du PASOC No. 1. Juin 2008 – mai 2009. Les cahiers du PASOC No. 2, Mai 2008
3. Welthungerhilfe und FIAN International (2007): *Screen State Action against Hunger, How to Use the Voluntary Guidelines on the Right to Food to Monitor Public Policies?* November 2007
4. BMZ (2007): *Entwicklungsorientierte Transformation bei fragiler Staatlichkeit und schlechter Regierungsführung.* BMZ Konzepte 149, Bonn 2007; Radtke, K. (2010): *Welthungerhilfe in fragilen Staaten.* Standpunkte Nr. 3, Bonn, Juni 2010
5. FAO (2007b): *Achieving the Right to Food – the Human Challenge of the Twenty-First Century*, World Food Day, 16. Oktober 2007

Beispiele neuer Partnerschaften

1. Peltzer, R. (2010): Das weiße Gold afrikanischer Bauern: »Cotton made in Africa« – Ein Werkstattbericht, »Informationsbrief Weltwirtschaft und Entwicklung«, W & E-Hintergrund, Mai 2010; Kleinewiese, S. (ohne Jahr): Cotton made in Africa – Nachhaltige Hilfe durch Handel, Aid by Trade Foundation; www.cotton-made-in-africa.de (Zugang: August 2010)
2. www.welthungerhilfe.de (Zugang: August 2010)

Das kann jeder Einzelne tun

1. www.bfeoe.de (Zugang: August 2010)
2. Rat für Nachhaltige Entwicklung (2010): *Der Nachhaltige Warenkorb. Einfach besser einkaufen. Ein Ratgeber.* Stand: September, Berlin 2010
3. www.aid.de/ernaehrung/ernaehrungspyramide.php (Zugang: August 2010)
4. www.dge.de/modules.php?name=Content&pa=showpage&pid=15 (Zugang: August 2010)

5. www.test.de/themen/haus-garten/meldung/Getraenkeflaschen-Einweg-oder-Mehrweg-1617479-2617479/ (Zugang: August 2010)
6. Ebenda
7. www.vz-bawue.de/UNIQ128202397809324/link668991A.html (Zugang: August 2010)
8. www.dge.de/modules.php?name=Content&pa=showpage&pid=15 (Zugang: August 2010)
9. www.verbraucherfuersklima.de/cps/rde/xbcr/projektklima/CO2-Einsparpotentiale-Grafiken-Oeko-Institut.pdf (Zugang: August 2010)
10. von Koerber, K. und Kretschmer, J. (2009): *Ernährung und Klima. Nachhaltiger Konsum ist ein Beitrag zum Klimaschutz.* In: *Der kritische Agrarbericht* 2009, S. 281
11. Rat für Nachhaltige Entwicklung (2010)
12. www.verbraucherfuersklima.de/cps/rde/xbcr/projektklima/CO2-Einsparpotentiale-Grafiken-Oeko-Institut.pdf (Zugang: August 2010)
13. Geltinger, G. und Standing, A. (2010): *Schützt der MSC die Fischbestände?* »Weltsichten«, Nr. 9/2010
14. http://www.wwf.de/themen/meere-kuesten/fischerei-und-fischzucht/jeder-kann-handeln/einkaufsratgeber-fische-meeresfruechte/ (Zugang: August 2010)
15. Rat für Nachhaltige Entwicklung (2010), S. 16f; www.label-online.de (Zugang: August 2010)
16. Ludwig, Michaela (2010): *Die Zukunft sichern mit Biokakao.* »Welternährung«, 1. Quartal 2010, S. 6; Welthungerhilfe (Projektinformation)
17. www.faire-woche.de/der-faire-handel (Zugang: August 2010)
18. Trans Fair (2010): Newsletter, August 2010; GEPA Tischaufsteller
19. www.misereor.de/aktionen/coffee-stop (Zugang: September 2010)
20. www.welthungerhilfe.de/weltfruehstueck.html (Zugang: August 2010)
21. www.fian.de (Zugang: August 2010)
22. INKOTA (2009): Menschenrecht auf Nahrung. INKOTA-Infoblätter Globale Landwirtschaft, Berlin, Juni 2009
23. www.welthungerhilfe.de (Zugang: August 2010)
24. www.verbraucher.org (Zugang: August 2010)
25. www.dzi.de (Zugang: August 2010)

Register

Stiftung fiat panis

»Freiheit von Hunger ist ein elementares Menschenrecht«
Dr. Dr. h.c. Hermann Eiselen (1926 – 2009)

Im Jahr 2000 gründete Dr. Hermann Eiselen (1926–2009) die Stiftung fiat panis, die die Aufgaben der Forschungsförderung der Eiselen-Stiftung übernehmen sollte. Herr Dr. Eiselen bestimmte die Stiftung zu seiner Alleinerbin und wollte damit die bisherige erfolgreiche Arbeit der Eiselen-Stiftung im Bereich der Forschungsförderung stärken und fortführen.

Dr. Eiselen war davon überzeugt, dass die Probleme der Versorgung einer rasch wachsenden Weltbevölkerung nur auf der Grundlage wissenschaftlicher Forschung zu lösen sind. Die von ihm gegründete Eiselen-Stiftung war Pionier der privaten Unterstützung universitärer Forschung im Dienste des Kampfes gegen den Hunger. Sie initiierte und förderte innovative Forschungsprojekte der universitären entwicklungsländerbezognen Agrar- und Ernährungsforschung, die geeignet sind, zur Verbesserung der Ernährungslage in der südlichen Hemisphäre beizutragen. Darüber hinaus hatte die Stiftung die Aufgabe, wissenschaftliche Nachwuchskräfte zu unterstützen, die sich mit der Lösung einschlägiger Problemstellungen beschäftigen. Die im Jahr 1982 begonnenen Aktivitäten der Eiselen-Stiftung werden in der Stiftung fiat panis fortgesetzt, dies beinhaltet auch die Auslobung und Gewährung von Preisen (Hans H. Ruthenberg-Graduierten-Förderpreis, Josef G. Knoll Europäischer Wissenschaftspreis, Justus von Liebig-Preis für Welternährung). Die Eiselen-Stiftung hat zwischen 1982 und 2009 insgesamt mehr als 10,5 Mio. Euro für 872 individuelle Forschungsaktivitäten zur Verfügung gestellt. In ihrer Nachfolge unterstützt auch die Stiftung fiat panis die Generierung von Wissen und dessen Anwendung, um den Hunger in der Welt zu verringern. Dieses Beispiel soll andere ermutigen, an dieser Aufgabe mitzuwirken.

Welthungerhilfe – Der Anfang einer guten Entwicklung

Wer wir sind

Die Welthungerhilfe entstand 1962 als Teil einer wegweisenden globalen Kampagne, der »Freedom from Hunger Campaign«. Unter dem Dach der UN-Ernährungs- und Landwirtschaftsorganisation (FAO) gegründet, sind wir heute eine der größten privaten Hilfsorganisationen in Deutschland, unabhängig und über unsere Mitgliedsorganisationen, Spender und Unterstützer breit in der deutschen Gesellschaft verankert. Wir stehen für Mut, Lebensfreude und Menschlichkeit bei der Erfüllung unseres Auftrags.

Wie wir arbeiten

Wir setzen uns für eine gesicherte Ernährung aller Menschen ein, für die ländliche Entwicklung und für den Erhalt natürlicher Ressourcen. Wir verfolgen ein ganzheitliches, qualitäts- und wirkungsorientiertes Konzept von der schnellen Katastrophenhilfe über den Wiederaufbau bis zu langfristig angelegten Entwicklungsprojekten.

Dabei arbeiten wir auf Augenhöhe mit den betroffenen Menschen zusammen – kompetent, verlässlich, transparent. Wir unterstützen Partnerorganisationen in den Projektländern und stellen damit sicher, dass Strukturen von unten gestärkt und die Erfolge in der Projektarbeit langfristig gesichert werden.

welt hunger hilfe